Inhaltsverzeichnis

Einführung

Gemäß § 3 Abs.1 ApBetrO, ist das Apothekenpersonal regelmäßig über die Besonderheiten der Arzneimittelprüfung und die dabei gebotene Sorgfalt zu unterweisen. Um den Apothekenleitern die Erfüllung dieser Pflicht zu erleichtern, soll die vorliegende Schulung eine Tour d'Horizon durch das weite Feld der den Apotheken obliegenden Prüfpflichten liefern. Der kapitelweise Aufbau ermöglicht es, für die jeweilige Apotheke relevante Themen herauszugreifen und bei Bedarf ggf. wiederholt nachzuschulen bzw. andere Aspekte, die für den jeweiligen Betrieb keine Rolle spielen (z.B. Defekturprüfung) ggf. auch wegzulassen. Schließlich haben sich Schulungsumfang, -intensität und -frequenz an den individuellen Kenntnissen der Mitarbeiterinnen und Mitarbeiter sowie an den von ihnen tatsächlich durchgeführten Tätigkeiten zu orientieren. Insbesondere bei jenen Themenkomplexen, in denen betriebliche Dokumentationsunterlagen (bzw. Dokumentationssoftware) besprochen werden, empfiehlt es sich, diese in den Schulungsablauf einzubeziehen. Grundsätzlich wird empfohlen die Unterweisung einmal jährlich zu wiederholen und darüber einen schriftlichen Nachweis zu führen. Entsprechende Vordrucke finden Sie am Ende der vorliegenden Schulungsmaterialien.

Benutzerhinweise

Die Pflichtschulung Prüfung besteht aus 36 Schulungsfolien mit Erläuterungstext, Literaturhinweisen und den notwendigen Formularen zur Dokumentation. Ein Spiralblock mit Aufsteller ermöglicht niederschwellig die Präsentation. Zum Download der PowerPoint-Präsentation gelangen Sie über www.online-plusbase.de. Sie kann bei Bedarf zur Präsentation der Folien auf PC, Laptop oder Tablet genutzt werden. Alle anderen Inhalte und Materialien des Tischaufstellers stehen dort ebenfalls zur Verfügung.

Präsentation mit dem Tischaufsteller

Der Spiralblock hat auf der einen Seite die Schulungsfolien für das Publikum, auf der anderen Seite den zugehörigen Erläuterungstext. Das bietet den Rahmen für eine Unterweisung der Mitarbeiter im kleinen Kreis und ohne großen Aufwand. Als Kopiervorlagen stehen zur Verfügung der Nachweis der Mitarbeiterschulung sowie eine Grafik zur Wirkstoff-Risikobeurteilung bei Defekturen.

Power-Point-Präsentation

Zum Download der Online-Version der Inhalte gehen Sie auf www.online-plusbase.de. Zum Abruf benötigen Sie diesen Spiralblock und Ihre E-Mail-Adresse, um sich zu registrieren. iPad-User installieren vor dem Download die kostenlose Microsoft PowerPoint-App und legen sich ein ebenso kostenloses Microsoft-Konto an. Zum Öffnen der PDF-Dateien benötigt man einen PDF-Reader.

Die PowerPoint-Präsentation können Sie entweder mithilfe eines Beamers oder – bei kleinerem Teilnehmerkreis – direkt auf einem PC-/Laptop-Bildschirm präsentieren. Sie können die Präsentation entweder direkt vorführen oder nach Belieben ändern und ergänzen, um so den Vortrag Ihren Bedürfnissen anzupassen. Diese Version können Sie dann in Ihren eigenen Dateien speichern. Bitte beachten Sie, dass Sie zur Bearbeitung der Präsentation bzw. der Notizenseiten eine lizenzierte Version von PowerPoint benötigen.

Erläuterungstext

Der Erläuterungstext ist als Vorschlag gedacht, der Ihnen Hilfestellung bei der Erarbeitung bzw. Vorstellung des Themas geben soll. Sie finden ihn in der PowerPoint-Präsentation in dem Notizfeld der jeweiligen Folie, beim Tischaufsteller auf dem der Präsentation gegenüberliegenden Chart. In PowerPoint können Sie auch den Text Ihren Bedürfnissen anpassen. Zum Ausdrucken nutzen Sie die Druckoption „Notizseiten". Diese Notizseiten lassen sich beispielsweise als Handout an die Teilnehmer weitergeben.

Möchten Sie keine Änderungen am Erläuterungstext vornehmen, finden Sie den mitgelieferten Vorschlag zusätzlich im PDF-Format zum Ausdrucken.

Andreas S. Ziegler

Pflichtschulung Prüfung

nach § 3 ApBetrO

Mit 34 Abbildungen und 8 Tabellen
PowerPoint-Präsentation, Erläuterungstext, Kopiervorlagen
unter www.online-plusbase.de

Deutscher Apotheker Verlag

Zuschriften an
lektorat@dav-medien.de

Anschrift des Autors
Dr. rer. nat. Andreas S. Ziegler
Flurstr. 2
90613 Großhabersdorf
plausibilitaet@zience.de

Bibliografische Information der Deutschen Nationalbibliothek
Die Deutsche Nationalbibliothek verzeichnet diese Publikation in der Deutschen Nationalbibliografie; detaillierte bibliografische Daten sind im Internet unter https://portal.dnb.de abrufbar.

1. Auflage 2016
ISBN 978-3-7692-6780-8

Birkenwaldstraße 44, 70191 Stuttgart
www.deutscher-apotheker-verlag.de
Printed in Germany

Satz: epline, Ruth Hammelehle, Kirchheim unter Teck
Druck und Bindung: Print Consult, München
Umschlaggestaltung: deblik Berlin
Umschlagabbildung: kai / fotolia.com

Pflichtschulung Prüfung

nach § 3 ApBetrO

Dr. Andreas S. Ziegler

Deutscher Apotheker Verlag

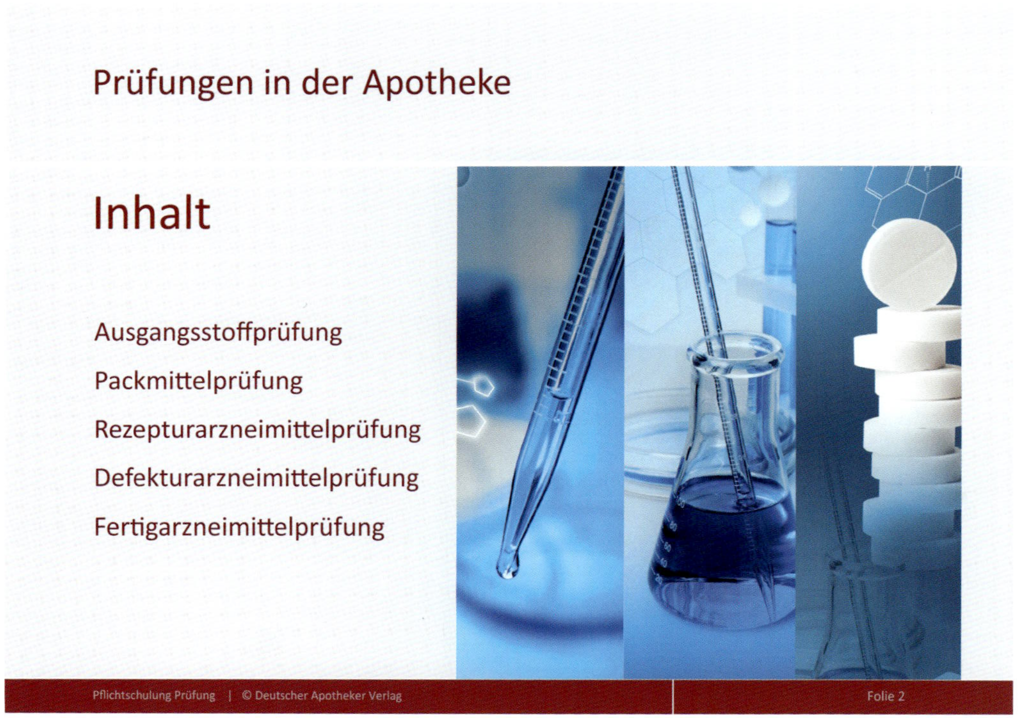

Inhalt

- Ausgangsstoffprüfung
- Packmittelprüfung
- Rezepturarzneimittelprüfung
- Defekturarzneimittelprüfung
- Fertigarzneimittelprüfung

Prüfungen in der Apotheke

Inhalt

Ausgangsstoffprüfung

Packmittelprüfung

Rezepturarzneimittelprüfung

Defekturarzneimittelprüfung

Fertigarzneimittelprüfung

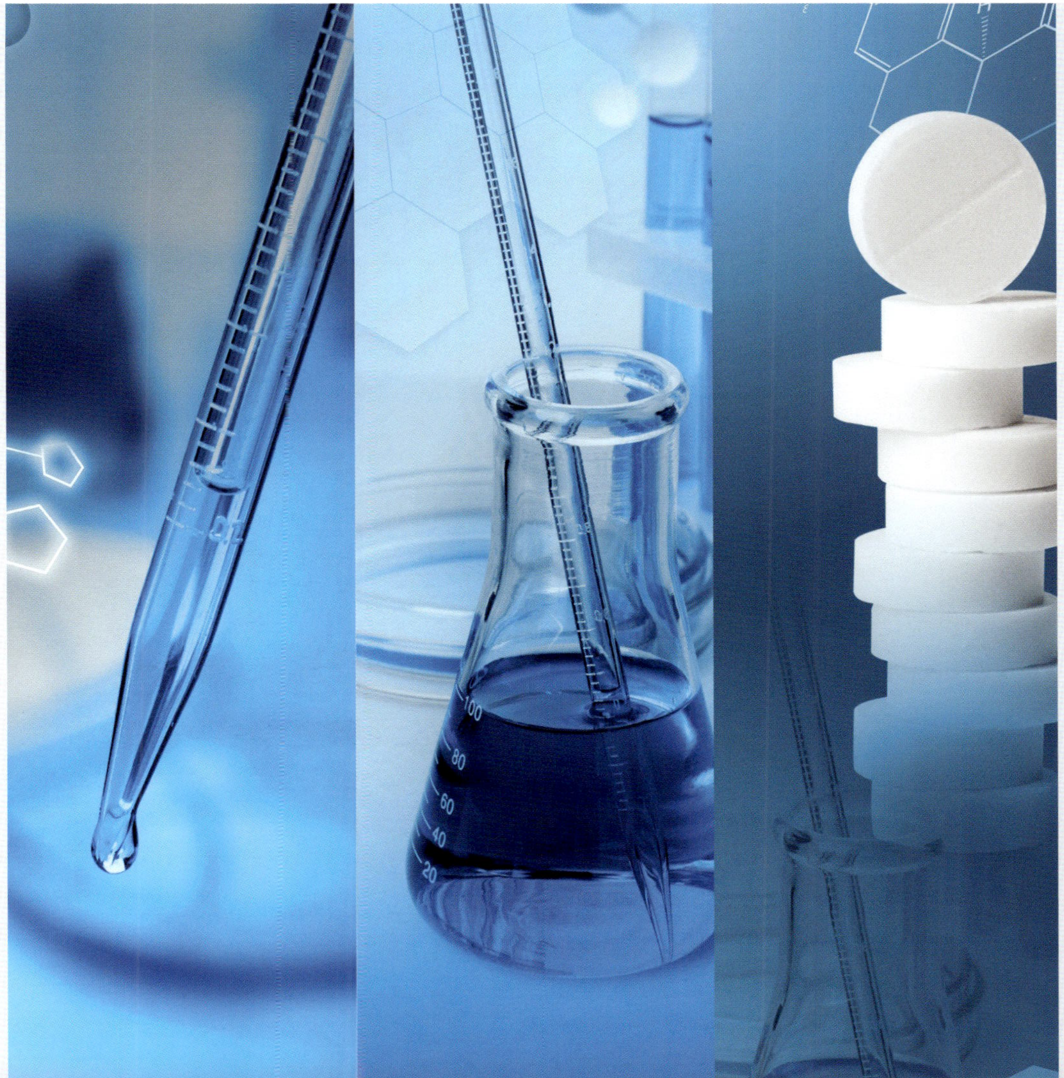

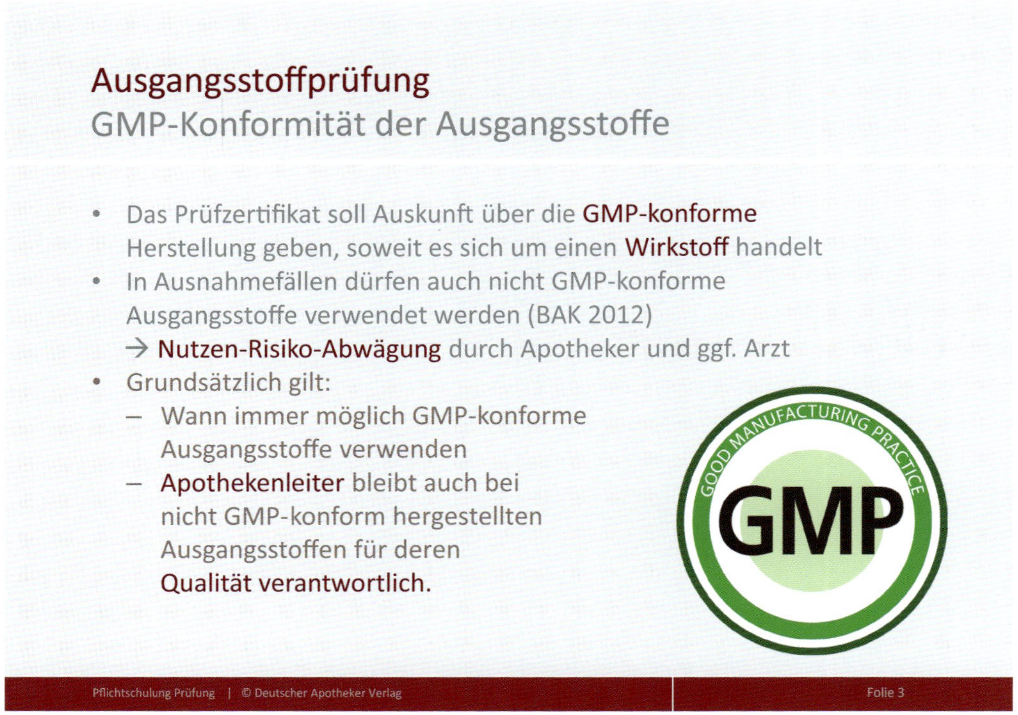

GMP-Konformität von Wirkstoffen

Substanzen zur pharmazeutischen Verwendung müssen laut Arzneibuch nach Verfahren hergestellt werden, die nachweislich eine gleichbleibende Qualität sicherstellen und den Anforderungen der Einzelmonographien oder zugelassenen Spezifikationen entsprechen (Ph. Eur.). Die Herstellung von **Wirkstoffen** muss unter den Bedingungen der Guten Herstellungspraxis (GMP) erfolgen. Konsequenterweise soll das Prüfzertifikat eines Ausgangsstoffs gem. § 11 Abs. 2 ApBetrO auch Auskunft über dessen GMP-konforme Herstellung geben, soweit es sich um einen Wirkstoff handelt. Ausgangsstoffe, die keine Wirkstoffe sind, werden von der Apothekenbetriebsordnung nicht explizit erfasst, dies gilt demnach auch für Grundlagen und damit für die meisten Kosmetika, die in der Rezeptur verarbeitet werden. Eine Ausnahme bilden diesbezüglich möglicherweise harnstoffhaltige o. ä. Zubereitungen.

Nutzen-Risiko-Abwägung

Grundsätzlich dürfen **aber auch nicht GMP-konforme Ausgangsstoffe** für die Herstellung von Arzneimitteln verwendet werden (BAK 2012). In diesem Fall müssen Apotheker und Arzt eine Nutzen-Risiko-Abwägung durchführen. In der Arzneibuch-Monographie „Substanzen zur pharmazeutischen Verwendung" heißt es hierzu: „Wird zur Herstellung eines auf besondere Bedürfnisse einzelner Patienten zugeschnittenen Arzneimittels eine nicht in einer Einzelmonographie des Europäischen Arzneibuchs beschriebene Substanz zur pharmazeutischen Verwendung eingesetzt, wird die Notwendigkeit zur Übereinstimmung mit vorliegender Allgemeiner Monographie im Rahmen einer **Risikobewertung** beurteilt, die die zur Verfügung stehende Qualität der Substanz und ihre beabsichtigte Verwendung berücksichtigt." (Ph. Eur.)

Verantwortung des Apothekenleiters

Daraus ergibt sich, dass auch nicht nach GMP-Regeln hergestellte Ausgangsstoffe – nach entsprechender Risikoabwägung – grundsätzlich in Rezepturen verarbeitet werden dürfen. Wobei anzumerken ist, dass zur Erlangung der maximal erreichbaren pharmazeutischen Qualität, **wann immer möglich**, auf **GMP-konform** produzierte Ausgangsstoffe zurückgegriffen werden sollte. Ferner bleibt die Verantwortung des Apothekenleiters für die ordnungsgemäße Qualität der Ausgangsstoffe auch bei nicht GMP-konform hergestellten Ausgangsstoffe unberührt.

Ausgangsstoffprüfung

GMP-Konformität der Ausgangsstoffe

- Das Prüfzertifikat soll Auskunft über die **GMF-konforme** Herstellung geben, soweit es sich um einen **Wirkstoff** handelt
- In Ausnahmefällen dürfen auch nicht GMP-konforme Ausgangsstoffe verwendet werden (BAK 2012)
  → **Nutzen-Risiko-Abwägung** durch Apotheker und ggf. Arzt
- Grundsätzlich gilt:
  - Wann immer möglich GMP-konforme Ausgangsstoffe verwenden
  - **Apothekenleiter** bleibt auch bei nicht GMP-konform hergestellten Ausgangsstoffen für deren **Qualität verantwortlich.**

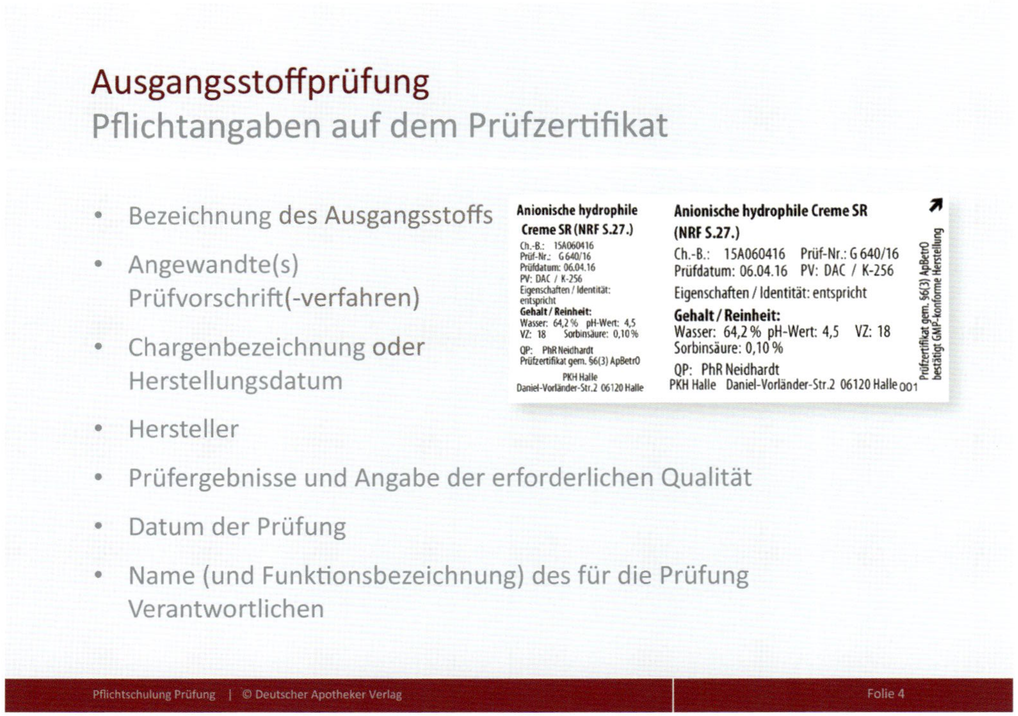

- **Bezeichnung des Ausgangsstoffes**
  Die Angabe kann eine im Synonym-Verzeichnis angegebene Bezeichnung oder die INN-Bezeichnung sein.
- **Angewandte(s) Prüfvorschrift(-verfahren)**
  Die Prüfung muss nach anerkannten pharmazeutischen Regeln erfolgt sein. In der Regel – jedoch nicht zwingend – sind dies die im gültigen Arzneibuch angegebene Vorschriften.
- **Chargenbezeichnung oder Herstellungsdatum**
  Die im Prüfzertifikat dokumentierte Prüfung bezieht sich stets auf eine bestimmte Charge des Ausgangsstoffs und bestätigt ausschließlich deren Qualität. Die Angabe der Chargenbezeichnung / des Herstellungsdatums im Prüfzertifikat und ihre Übernahme in das Prüfprotokoll der Apotheke stellen sicher, dass jederzeit ein Rückgriff auf die Ergebnisse der Prüfung möglich ist.
- **Hersteller**
  Ausdrücklich fordert die ApBetrO zwar nur, dass im Prüfzertifikat die Charge, das Datum der Prüfung und deren Ergebnisse angegeben werden, für die eindeutige Zuordnung der erteilten Prüfbescheinigung ist es jedoch eine Selbstverständlichkeit, dass in ihr auch angegeben wird, wer das geprüfte Arzneimittel hergestellt hat.
- **Prüfergebnisse und Angaben der erforderlichen Qualität**
  Damit sind die Ergebnisse (Messwerte) der einzelnen durchgeführten Prüfungen gemeint. Eine pauschale Angabe des Prüfungsergebnisses (z. B. „Die Qualität entspricht dem Arzneibuch“) genügt nicht. Vielmehr muss die Aussage, dass das Arzneimittel die erforderliche Qualität aufweist, in einem Gesamturteil die einzelnen, die ordnungsgemäße Qualität des Arzneimittels feststellenden Ergebnisse der Prüfung zusammenfassen. Ergeben einzelne Prüfergebnisse, dass der Ausgangsstoff von mangelhafter Qualität ist, so darf er nicht verarbeitet werden.
- **Datum der Prüfung**
  Das Datum der Prüfung ist für die Beurteilung der Qualität des Arzneimittels bei der Lagerung von Bedeutung sowie für die Frage, wann die Prüfung wiederholt werden muss. Es muss unverschlüsselt angegeben sein.
- **Name (und Funktionsbezeichnung) des für die Prüfung Verantwortlichen**
  Der für die Prüfung Verantwortliche des Betriebes oder der Sachverständige haben zu bescheinigen, dass das Arzneimittel die erforderliche Qualität aufweist; sie müssen also im Prüfzertifikat ihren Namen angeben. Dabei sollte auch die Funktion dieser Person im Betrieb dokumentiert werden (z. B. Kontrollleiter). Im Übrigen muss erkennbar sein, ob das Zertifikat von einem Betrieb, einer Apotheke oder einem Sachverständigen ausgestellt worden ist.

Ausgangsstoffprüfung

Pflichtangaben auf dem Prüfzertifikat

- Bezeichnung des Ausgangsstoffs
- Angewandte(s) Prüfvorschrift(-verfahren)
- Chargenbezeichnung oder Herstellungsdatum
- Hersteller
- Prüfergebnisse und Angabe der erforderlichen Qualität
- Datum der Prüfung
- Name (und Funktionsbezeichnung) des für die Prüfung Verantwortlichen

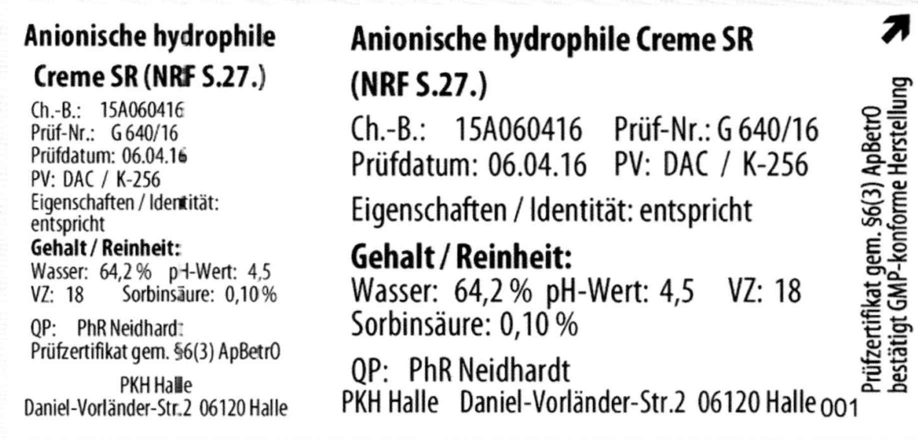

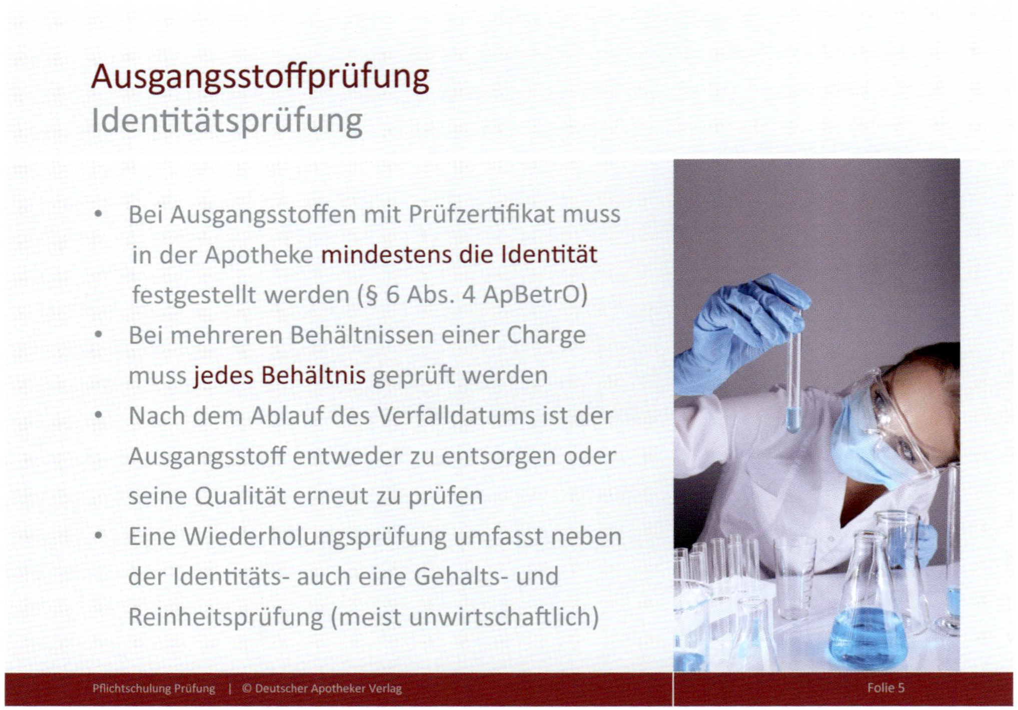

Identitätsprüfung

Bei Bezug eines Ausgangsstoffs, der bereits außerhalb der Apotheke geprüft worden ist, muss **in der Apotheke mindestens die Identität** festgestellt werden (§ 6 Abs. 3 ApBetrO). Die Identitätsprüfung der Ausgangsstoffe ist zwingend vor ihrer Verwendung bei der Rezepturherstellung durchzuführen. Erst wenn die Identität einwandfrei feststeht, darf die Freigabe zur Verarbeitung erfolgen. Bei mehreren Behältnissen einer Charge (z. B. 20 Gramm verteilt auf in zwei 10 Gramm-Behältnisse) muss **jedes Behältnis** überprüft werden. Nur so lassen sich Etikettierungs- oder Abpackfehler mit hinreichender Sicherheit entdecken.

Wiederholungsprüfung

Ausgangsstoffe sind in der Regel nicht unbegrenzt haltbar. Sie müssen daher, soweit sie nicht entsorgt werden, in „angemessenen Zeiträumen" wiederholt geprüft werden. Im Falle einer Wiederholungsprüfung nach Ablauf des aufgedruckten Verfalldatums ist die **Bezugnahme auf das Prüfzertifikat nicht mehr möglich**. Die Wiederholungsprüfung beinhaltet daher, neben der Überprüfung der Identität, die Prüfung des Gehalts, ggf. die Bestimmung des Trocknungsverlustes, sowie Reinheitsprüfungen. Die Wiederholungsprüfung ist daher **in den meisten Fällen unwirtschaftlich**, sodass der Entsorgung häufig der Vorzug gegeben und bei Bedarf eine neue Charge bestellt wird, anstatt eine Wiederholungsprüfung der vorhandenen Charge durchzuführen.

Die Beurteilung welche **Zeiträume** im Einzelnen für eine wiederholte Prüfung angemessen sind, obliegt dem pharmazeutischen Sachverstand des Apothekers.

In den meisten Fällen kann dabei auf das seitens des Herstellers auf der Packung des Ausgangsstoffs angegebene Verfalldatum zurückgegriffen werden.

Sollten keine Herstellerangaben verfügbar sein, geben folgende Werke über die ungefähre Haltbarkeit bzw. die maximale Lagerungszeit der Ausgangsstoffe Auskunft:

- K. Albert: Haltbarkeit der Ausgangsstoffe und Rezepturen in der Apotheke, Govi-Verlag Pharmazeutischer Verlag GmbH, Eschborn
- R. Braun: Standardzulassungen für Fertigarzneimittel, Text und Kommentar, Deutscher Apotheker Verlag, Stuttgart

Das Nachprüfdatum sollte auf dem Vorratsbehältnis sichtbar angebracht werden.

Ausgangsstoffprüfung
Identitätsprüfung

- Bei Ausgangsstoffen mit Prüfzertifikat muss in der Apotheke **mindestens die Identität** festgestellt werden (§ 6 Abs. 4 ApBetrO)
- Bei mehreren Behältnissen einer Charge muss **jedes Behältnis** geprüft werden
- Nach dem Ablauf des Verfalldatums ist der Ausgangsstoff entweder zu entsorgen oder seine Qualität erneut zu prüfen
- Eine Wiederholungsprüfung umfasst neben der Identitäts- auch eine Gehalts- und Reinheitsprüfung (meist unwirtschaftlich)

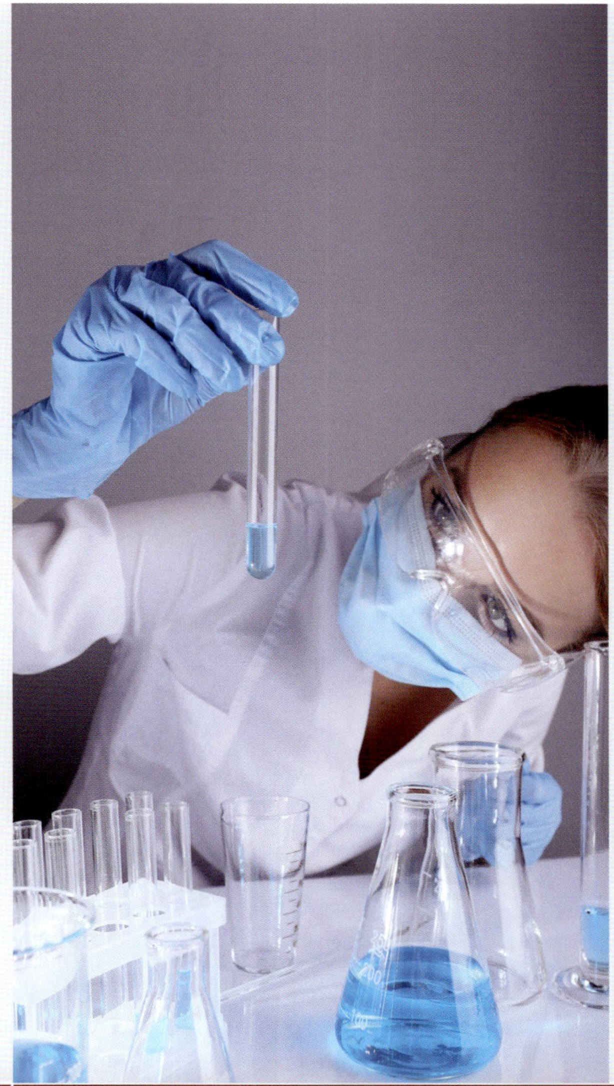

Ausgangsstoffprüfung
Methodenauswahl

- Arzneibuchprüfungen sind zu bevorzugen, aber nicht immer möglich
- Nicht-Arzneibuch-Methoden können angewandt werden – vorausgesetzt, dass damit
  - die gleichen Ergebnisse erzielt werden und
  - die Identität zweifelsfrei nachzuweisen ist.
- Bei vielen organischen Wirkstoffen genügt eine Mischschmelzpunkt-Bestimmung (CAVE: Bestimmung der Schmelztemperatur statt des Mischschmelzpunkts → weitere Nachweise erforderlich.)
- Nahinfrarot-Spektroskopie ist eine anerkannte aber nicht für alle Ausgangsstoffe geeignete Prüfmethode.

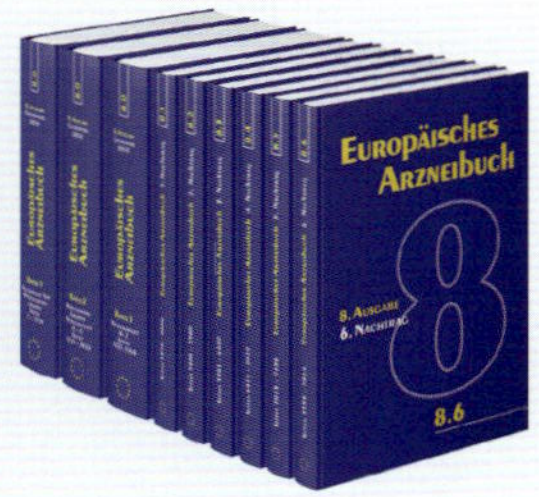

Pflichtschulung Prüfung | © Deutscher Apotheker Verlag Folie 6

Alternativmethoden

Existieren für den zu prüfenden Ausgangsstoff entsprechende Prüfanweisungen im Europäischen, Deutschen oder Homöopathischen Arzneibuch, so ist diesen grundsätzlich der Vorzug zu geben. Da das Arzneibuch jedoch immer weniger Identitätsprüfungen vorsieht, die auch im Apothekenlabor durchführbar sind, ist es mittlerweile de facto nicht mehr möglich die Identität einiger, wichtiger Rezeptur-Wirkstoffe (z. B. Clobetasolpropionat oder Estradiolbenzoat) nach Arzneibuch zu prüfen. In diesen Fällen oder wenn der zu prüfenden Ausgangsstoff nicht im Arzneibuch monographiert ist, gestattet es § 6 ApBetrO auch **Methoden und Geräte** einzusetzen, **die nicht im Arzneibuch beschrieben sind** – vorausgesetzt, dass damit vergleichbare Ergebnisse erzielt werden.

Mischschmelzpunktbestimmung

Häufig wird die Bestimmung des Mischschmelzpunktes als **alternative Prüfmethode** herangezogen. Dabei dient die Schmelztemperatur einer Mischung aus der zu prüfenden Substanz und einem bereits geprüften authentischen Muster als Identitätskriterium. Schmilzt die Mischung bei derselben Temperatur und unter gleichen Erscheinungen wie die Einzelsubstanzen, sind beide Substanzen identisch. Handelt es sich um **zwei unterschiedliche Stoffe, beginnt ein Teil der Mischung früher zu schmelzen**, während sich die restlichen Kristalle allmählich in der Schmelze auflösen (DAC 2015). Die Methode der Mischschmelzpunktbestimmung ist aussagekräftig für organische Feststoffe mit einem definiertem Schmelzpunkt unterhalb von etwa 200 °C, die nicht unter Zersetzung schmelzen. **CAVE: Wird ausschließlich die Schmelztemperatur und nicht der Mischschmelzpunkt bestimmt, sind weitere Nachweise erforderlich.**

Nahinfrarot-Spektroskopie

Die Verwendung der Nahinfrarot-Spektroskopie (NIR) ist eine **anerkannte Prüfmethode** nach Europäischem Arzneibuch. Für die Verwendung von NIR-Geräten in der Apotheke zur Prüfung der Identität von Ausgangsstoffen ist eine ausreichende und nachweisbare Validierung des verwendeten Gerätes erforderlich. Da die Identität von anorganischen Salzen oder fetten Ölen und davon abgeleiteten Zubereitungen, sowie von TCM-Drogen und daraus hergestellten Granulaten mit NIR allein nicht mit ausreichender Sicherheit geprüft werden kann, ist die Ausrüstung eines Apothekenlabors ausschließlich mit einem NIR-Gerät nicht ausreichend. **Ergänzende Möglichkeiten zur Identitätsprüfung müssen vorhanden sein.** Unter Berücksichtigung dieser (sowie ggf. weiterer) Einschränkungen ist NIR bei nachgewiesener und anerkannter **Validierung der Spektrenbibliothek** des Geräteherstellers eine geeignete Methode zur Identitätsprüfung bestimmter Ausgangssubstanzen in der Apotheke (APD 2014).

Ausgangsstoffprüfung
Methodenauswahl

- **Arzneibuchprüfungen** sind zu bevorzugen, aber nicht immer möglich
- **Nicht-Arzneibuch-Methoden** können angewandt werden – vorausgesetzt, dass damit
  - die gleichen Ergebnisse erzielt werden und
  - die Identität zweifelsfrei nachzuweisen ist.
- Bei vielen organischen Wirkstoffen genügt eine **Mischschmelzpunkt-Bestimmung** (CAVE: Bestimmung der Schmelztemperatur statt des Mischschmelzpunkts → weitere Nachweise erforderlich.)
- **Nahinfrarot-Spektroskopie** ist eine anerkannte aber nicht für alle Ausgangsstoffe geeignete Prüfmethode.

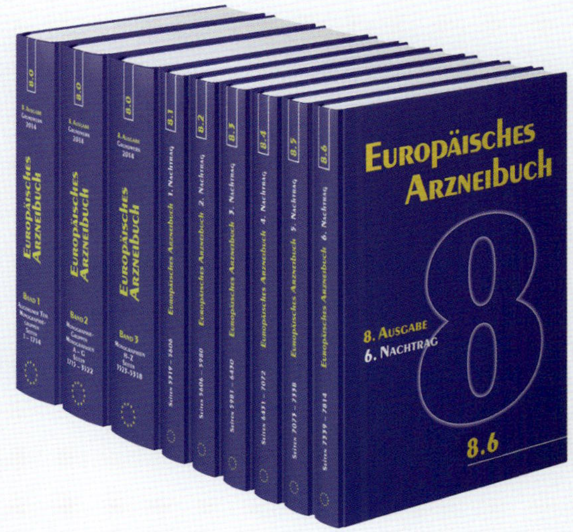

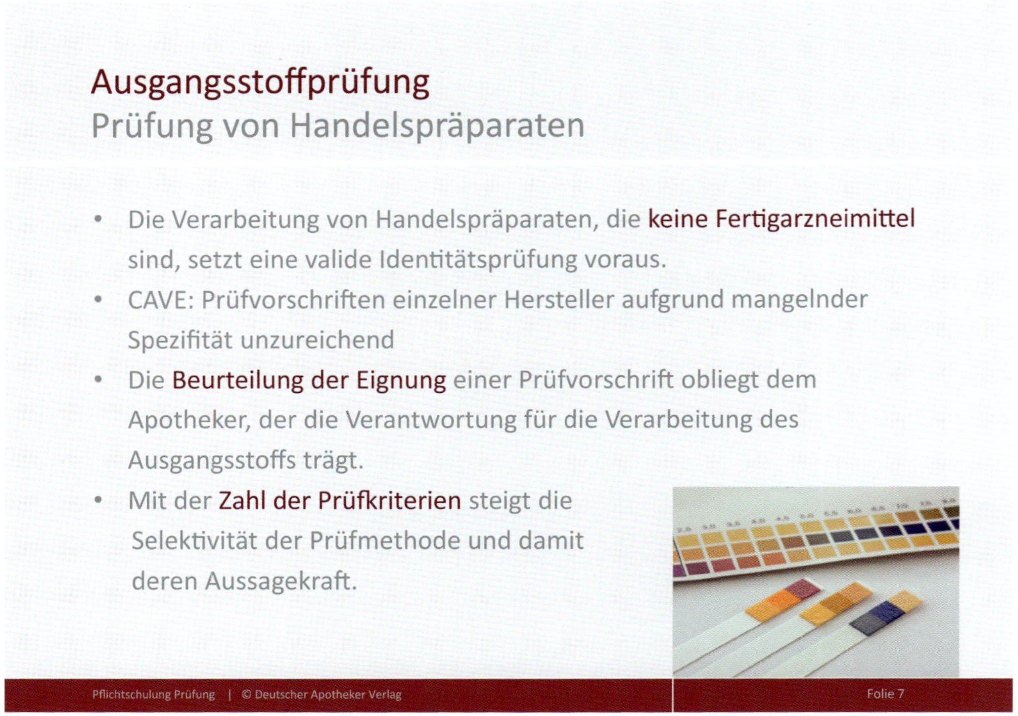

Prüfpflicht für Handelspräparate

Handelspräparate, die **keine Fertigarzneimittel** sind und zur Herstellung von Rezeptur- oder Defekturarzneimitteln verwendet werden sollen, stehen den übrigen Ausgangsstoffen gleich. Dies betrifft sowohl Nicht-Arzneimittel (z. B. Asche Basis® Creme, Wolff® Basiscreme halbfett, Excipial® U Lipolotio etc.) als auch Arzneimittel, die der Apotheke vom Lieferanten in Behältnissen zum Ab- oder Umfüllen in Standgefäße oder andere Vorratsbehältnisse der Apotheke oder in zur Abgabe an Verbraucher bestimmte Packungen oder zur sofortigen Weiterverarbeitung geliefert werden (z. B. Vorratspackungen von Zinkpaste DAB, Baldriantinktur Ph.Eur., etc.). Auch in diesem Fall obliegt es dem Apothekenleiter, die **Identität des Arzneimittels festzustellen**, wenn im Übrigen die Qualität durch ein Prüfzertifikat nachgewiesen ist. Bei Arzneimitteln, die als Fertigarzneimittel, also in einer zur Abgabe an den Verbraucher bestimmten Packung in die Apotheke geliefert und dann in Rezepturen weiterverarbeitet werden (z. B. Linola® Creme, Topisolon® Salbe, Decoderm® Creme, etc.) entfällt eine besondere Prüfung als Ausgangsstoff.

Unzureichende Prüfvorschriften

Die einwandfreie Identitätsfeststellung ist die entscheidende Herausforderung, insbesondere bei halbfesten Grundlagen, die in der Regel keinen Wirkstoff und damit keinen prädestinierten Analyten enthalten. Die in den **Prüfvorschriften einzelner Hersteller** vorgeschlagenen Prüfungen **sind – aufgrund mangelnder Spezifität – diesbezüglich als unzureichend** anzusehen. Vorschriften, die beispielsweise lediglich die Phasenlage des Emulsionssystems mithilfe eines Färbetests untersuchen, geben bei allen W/O-Systemen (respektive O/W-Systemen) die gleiche Reaktion und erlauben demnach keine Diskriminierung anderer, organoleptisch vergleichbar anmutender Grundlagen. Etikettierungs- oder Abpackungsfehler können folglich nicht erkannt werden und die Prüfvorschrift ist unzureichend. Die **Eignung einer Prüfvorschrift zu beurteilen obliegt dem Apotheker**, der auch die Verantwortung für die Verarbeitung des Ausgangsstoffs trägt. Mit der Zahl der Prüfkriterien (denkbar wären z. B. pH-Wert, Identitätsnachweis eines bestimmten Konservierungsmittels, Trocknungsverlust o.ä.) steigt die **Selektivität der Prüfmethode** und damit deren Aussagekraft. Wann er die Identität einer Grundlage als zweifelfrei nachgewiesen erachtet, liegt im Ermessen des Apothekers.

Ausgangsstoffprüfung
Prüfung von Handelspräparaten

- Die Verarbeitung von Handelspräparaten, die **keine Fertigarzneimittel** sind, setzt eine valide Identitätsprüfung voraus.
- CAVE: Prüfvorschriften einzelner Hersteller aufgrund mangelnder Spezifität unzureichend
- Die **Beurteilung der Eignung** einer Prüfvorschrift obliegt dem Apotheker, der die Verantwortung für die Verarbeitung des Ausgangsstoffs trägt.
- Mit der **Zahl der Prüfkriterien** steigt die Selektivität der Prüfmethode und damit deren Aussagekraft.

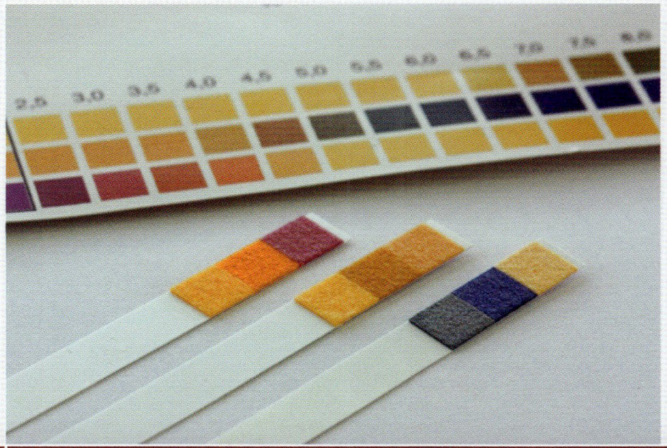

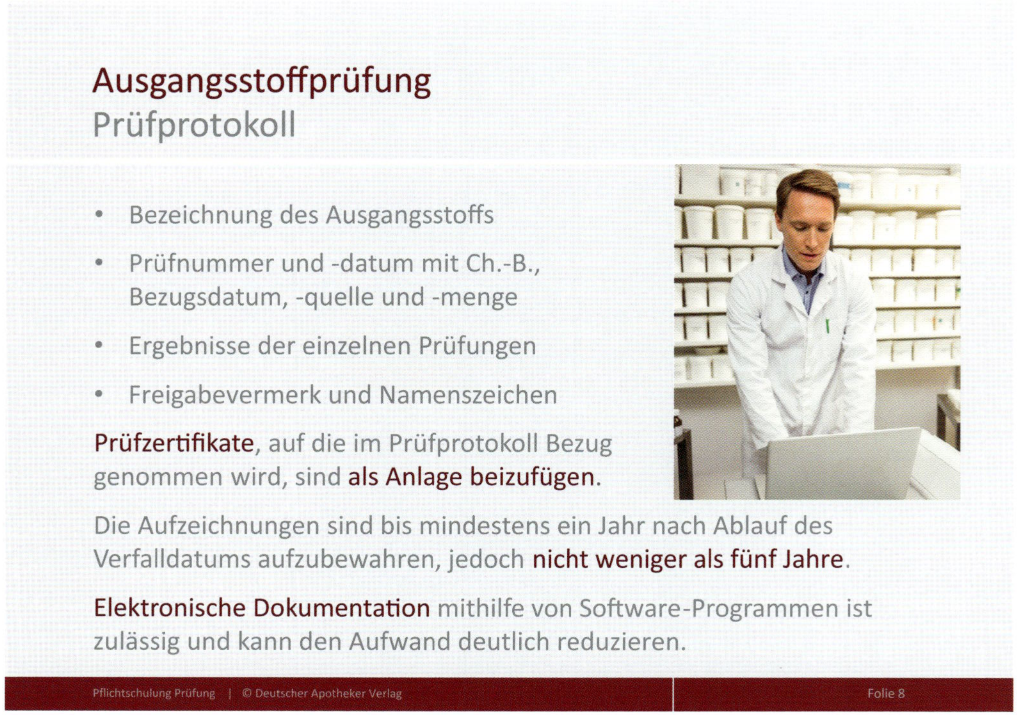

Prüfprotokoll

Die durchgeführten Ausgangsstoffprüfungen sind zu dokumentieren (§6 Abs. 3 ApBetrO). Das Prüfprotokoll enthält folgende Angaben:

- **Bezeichnung des Ausgangsstoffs:** Der geprüfte Ausgangsstoff ist eindeutig zu bezeichnen. Dabei sollte, wenn möglich, auf die Nomenklatur des Synonym-Verzeichnisses zurückgegriffen werden.
- **Prüfnummer und -datum mit Chargenbezeichnung, sowie Bezugsdatum, -quelle und -menge:** Jedes Prüfprotokoll muss mit einer internen Prüfnummer, sowie dem Bezugs- und Prüfdatum gekennzeichnet sein. Die Prüfnummer ist auch auf dem Vorratsbehältnis anzubringen. Um den Rückgriff auf die Herstellungs- und Prüfprotokolle des Herstellers zu ermöglichen, sind im Prüfprotokoll auch die Bezugsquelle und die Chargenbezeichnung zu nennen. Das Prüfdatum ist im Hinblick auf etwaige Wiederholungsprüfungen bzw. die Ausmusterung des Ausgangsstoffs erforderlich.
- **Ergebnisse der einzelnen Prüfungen:** Alle für die Beurteilung der Qualität des Ausgangsstoffs maßgeblichen Prüfergebnisse sind im Einzelnen aufzuführen. Dies gilt auch für besondere Beobachtungen während der Prüfung (z. B. Abweichungen von den erwarteten Analyseergebnissen).
- **Freigabevermerk und Namenszeichen:** Nach Prüfung erfolgt die Freigabe des Ausgangsstoffs durch einen Vermerk im Prüfprotokoll. Die Durchführung der Prüfung wird durch den für die Prüfung verantwortlichen Apotheker mit seinem Namenszeichen bestätigt.

Prüfzertifikate, auf die im Prüfprotokoll Bezug genommen wird, müssen als Anlage beigefügt werden, sodass sich eine vollständige Übersicht zu allen durchgeführten Prüfungen eines Arzneimittels ergibt. Dadurch ist sichergestellt, dass etwaige Fehler bei der Herstellung bzw. Prüfung vollständig zurückverfolgt werden können.

Aufbewahrungsfrist

Die Aufzeichnungen sind bis mindestens ein Jahr nach Ablauf des Verfalldatums, jedoch nicht weniger als fünf Jahre lang aufzubewahren (vgl. §22 Abs. 1 ApBetrO).

Elektronische Dokumentation

Die elektronische Dokumentation mithilfe von Software-Programmen (z. B. Dr. Lennartz Laborprogramm für Apotheken) ist ebenfalls zulässig und kann den Arbeits-/Zeitaufwand deutlich reduzieren. In diesem Fall ist sicherzustellen, dass die Aufzeichnungen während der Aufbewahrungsfrist verfügbar sind und innerhalb einer angemessenen Frist lesbar gemacht werden können. Dies bedeutet, dass z. B. dass die Daten bei einer Apothekenbesichtigung noch am selben Tag zur Verfügung stehen.

Ausgangsstoffprüfung
Prüfprotokoll

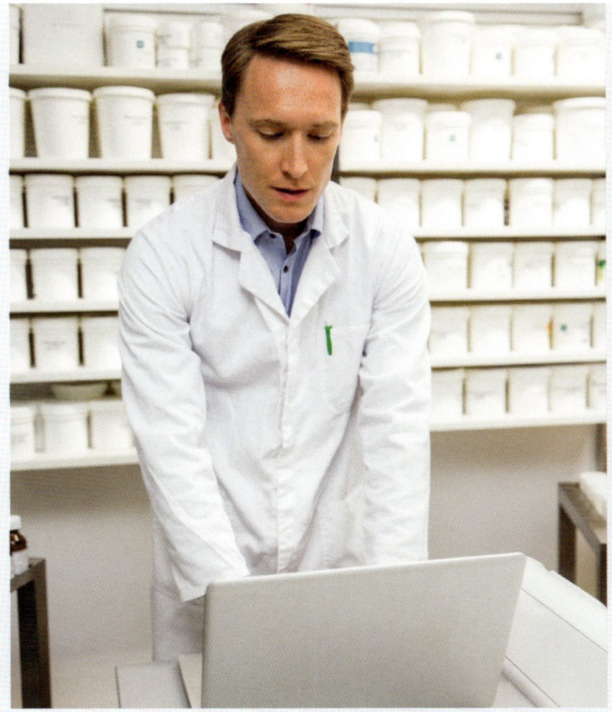

- Bezeichnung des Ausgangsstoffs
- Prüfnummer und -datum mit Ch.-B., Bezugsdatum, -quelle und -menge
- Ergebnisse der einzelnen Prüfungen
- Freigabevermerk und Namenszeichen

Prüfzertifikate, auf die im Prüfprotokoll Bezug genommen wird, sind **als Anlage beizufügen**.

Die Aufzeichnungen sind bis mindestens ein Jahr nach Ablauf des Verfalldatums aufzubewahren, jedoch **nicht weniger als fünf Jahre**.

Elektronische Dokumentation mithilfe von Software-Programmen ist zulässig und kann den Aufwand deutlich reduzieren.

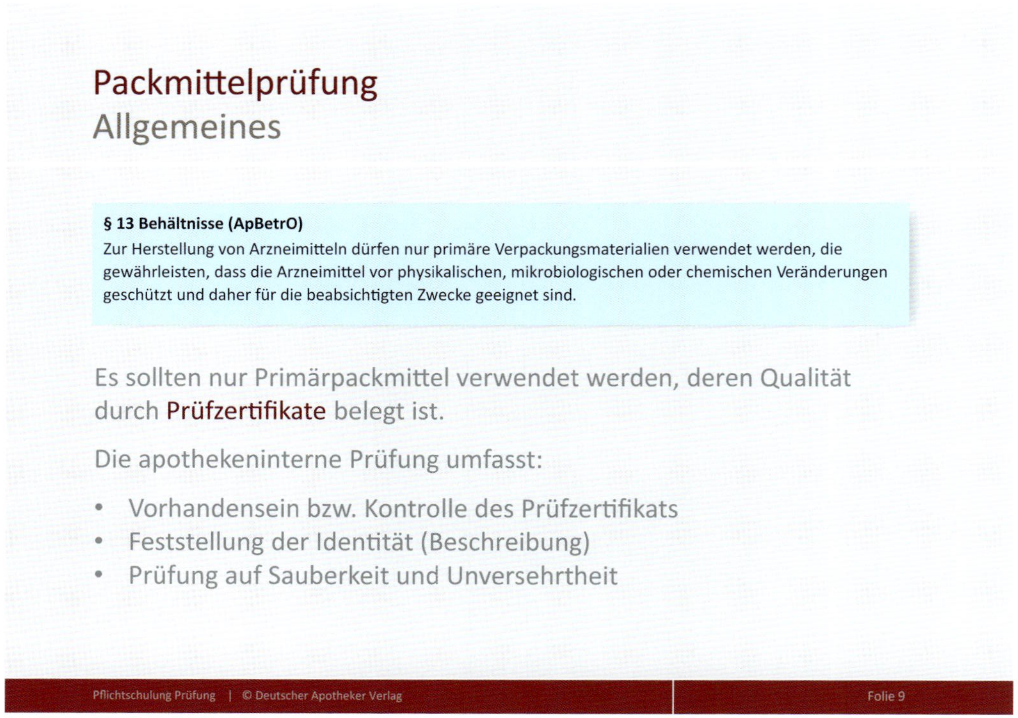

Prüfpflicht für Packmittel

In der Apothekenbetriebsordnung steht zwar nicht ausdrücklich, dass die Qualität der Packmittel für die Rezeptur- und Defekturarzneimittel in der Apotheke **zu prüfen und zu dokumentieren** ist, allerdings folgt aus § 6 Abs. 1 ApBetrO in Verbindung mit § 55 Abs. 8 AMG, dass nur solche mit den Arzneimitteln in Berührung kommende Behältnisse und Umhüllungen verwendet werden dürfen, die den anerkannten pharmazeutischen Regeln entsprechen und nach diesen Regeln auch geprüft wurden. Daraus ergibt sich auch eine Prüfpflicht für Packmittel in der Apotheke. Behältnisse, deren ordnungsgemäße Qualität nicht festgestellt ist, sind gemäß § 16 Abs. 1 Satz 3 ApBetrO unter entsprechender Kenntlichmachung gesondert zu lagern. Die Apothekenbetriebsordnung enthält keine näheren Angaben über Häufigkeit und Umfang der Qualitätsprüfung von Behältnissen in der Apotheke. Laut Empfehlung der Bundesapothekerkammer umfasst sie neben der Prüfung auf Vorhandensein und Validität des Prüfzertifikats, eine **visuelle Prüfung auf Identität, Sauberkeit und Unversehrtheit** (BAK 2013).

Applikationshilfen

Applikationshilfen werden in § 13 ApBetrO zwar **nicht explizit genannt**, aus pharmazeutischer Sicht werden diese hinsichtlich der an sie zu stellenden **Qualitätsanforderungen jedoch in der Regel den Primärpackmitteln gleichgestellt**, da sie wie letztgenannte, bei der Applikation des Arzneimittels mit selbigem ebenfalls unmittelbar in Berührung kommen.

Packmittelprüfung
Allgemeines

§ 13 Behältnisse (ApBetrO)
Zur Herstellung von Arzneimitteln dürfen nur primäre Verpackungsmaterialien verwendet werden, die gewährleisten, dass die Arzneimittel vor physikalischen, mikrobiologischen oder chemischen Veränderungen geschützt und daher für die beabsichtigten Zwecke geeignet sind.

Es sollten nur Primärpackmittel verwendet werden, deren Qualität durch **Prüfzertifikate** belegt ist.

Die apothekeninterne Prüfung umfasst:

- Vorhandensein bzw. Kontrolle des Prüfzertifikats
- Feststellung der Identität (Beschreibung)
- Prüfung auf Sauberkeit und Unversehrtheit

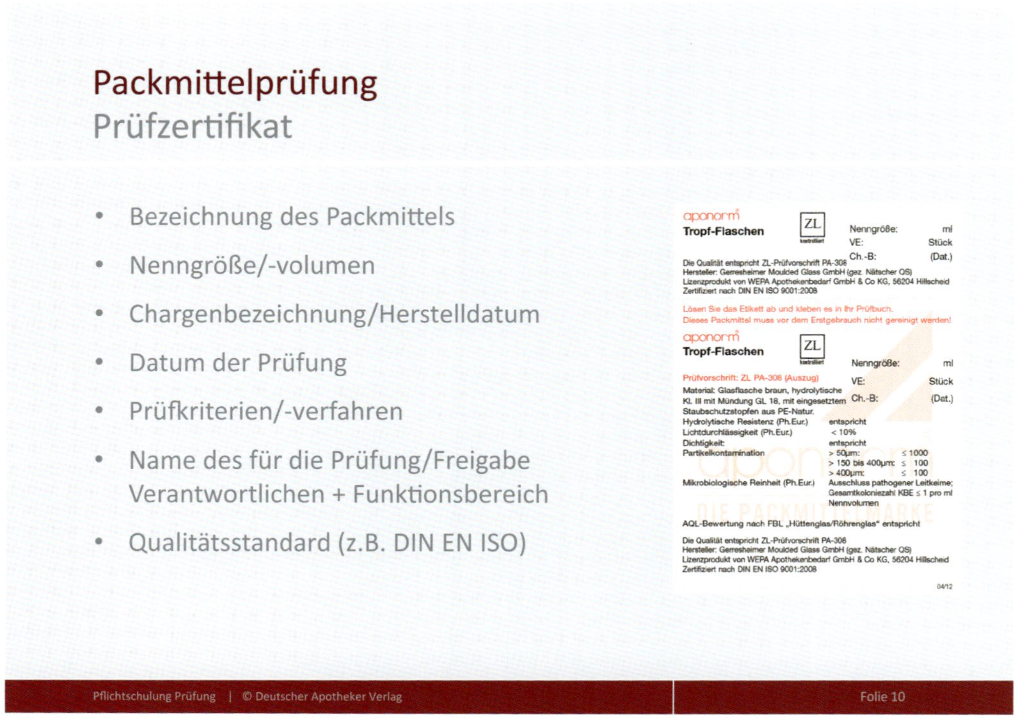

- **Bezeichnung des Packmittels**
  Die Angabe entspricht meist der Handels- oder Markenbezeichnung des Packmittels und sollte eine eindeutige Zuordnung des Zertifikats zum gelieferten Produkt ermöglichen.
- **Nenngröße/-volumen**
  Da Packmittel unter gleicher Bezeichnung häufig in unterschiedlichen Größen/Volumina angeboten werden, ist die konkrete Angabe von Nenngröße/-volumen häufig erforderlich, um zu überprüfen, dass Prüfzertifikat und geliefertes Packmittel tatsächlich zusammengehören.
- **Chargenbezeichnung/Herstelldatum**
  Die im Prüfzertifikat dokumentierte Prüfung bezieht sich stets auf eine bestimmte Charge des Packmittels und bestätigt ausschließlich deren Qualität. Die Angabe der Chargenbezeichnung / des Herstellungsdatums im Prüfzertifikat und ihre Übernahme in das Prüfprotokoll der Apotheke stellen sicher, dass jederzeit ein Rückgriff auf die Ergebnisse der Prüfung möglich ist.
- **Datum der Prüfung**
  Das Datum der Prüfung ist für die Beurteilung der Qualität des Arzneimittels bei der Lagerung von Bedeutung sowie für die Frage, wann die Prüfung wiederholt werden muss. Es muss unverschlüsselt angegeben sein.
- **Prüfkriterien/-verfahren**
  Der Hersteller muss die zur Herstellung der Primärpackmittel verwendeten Ausgangsmaterialien prüfen und sicherstellen, dass sie den Anforderungen des Arzneibuchs und/oder – soweit zutreffend – den Empfehlungen der Kommission für Bedarfsgegenstände des Bundesinstitutes für Risikobewertung (BfR) entsprechen. Das Prüfzertifikat soll alle zum Nachweis der pharmazeutischen Qualität erforderlichen Prüfkriterien (z. B. Partikelkontamination, Lichtdurchlässigkeit etc.) enthalten.
- **Name des für die Prüfung/Freigabe Verantwortlichen + Funktionsbereich**
  Der für die Prüfung Verantwortliche des Betriebs oder der Sachverständige haben zu bescheinigen, dass das Packmittel die erforderliche Qualität aufweist; sie müssen also im Prüfzertifikat ihren Namen angeben. Dabei sollte jedoch auch die Funktion dieser Person im Betrieb angegeben sein (z. B. Kontrollleiter).
- **Qualitätsstandard (z. B. DIN EN ISO)**
  Die DIN EN ISO 15378 gilt für Hersteller von Packmitteln, die Arzneimittel direkt berühren. Die Norm deckt alle gängigen Primärpackmittelmaterialien (z. B. Glas, Gummi, Aluminium und Kunststoff) ab. Sie beinhaltet alle relevanten GMP-Forderungen und ermöglicht die Einhaltung internationaler, europäischer und nationaler gesetzlicher Richtlinien für pharmazeutische Primärpackmittel.

Packmittelprüfung
Prüfzertifikat

- Bezeichnung des Packmittels
- Nenngröße/-volumen
- Chargenbezeichnung/Herstelldatum
- Datum der Prüfung
- Prüfkriterien/-verfahren
- Name des für die Prüfung/Freigabe Verantwortlichen + Funktionsbereich
- Qualitätsstandard (z.B. DIN EN ISO)

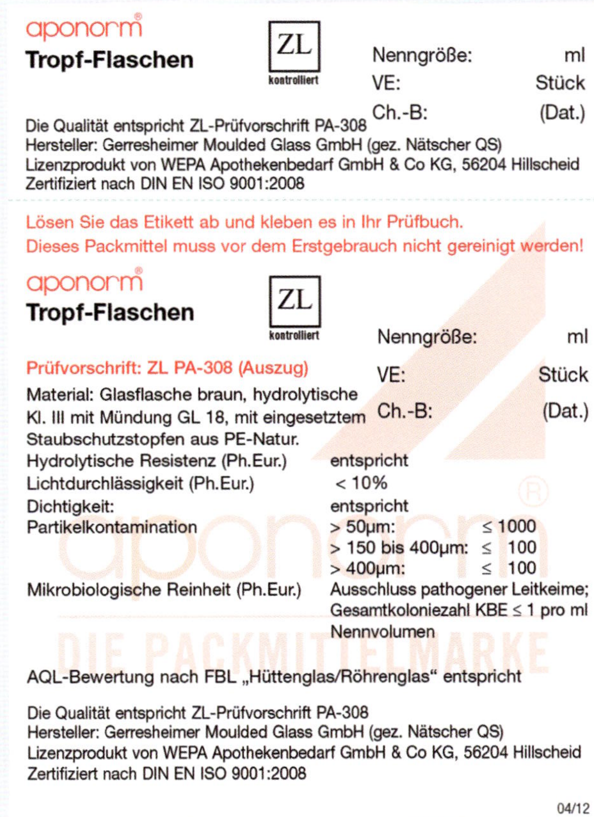
aponorm®
Tropf-Flaschen ZL kontrolliert
Nenngröße: ml
VE: Stück
Ch.-B: (Dat.)
Die Qualität entspricht ZL-Prüfvorschrift PA-308
Hersteller: Gerresheimer Moulded Glass GmbH (gez. Nätscher QS)
Lizenzprodukt von WEPA Apothekenbedarf GmbH & Co KG, 56204 Hillscheid
Zertifiziert nach DIN EN ISO 9001:2008

Lösen Sie das Etikett ab und kleben es in Ihr Prüfbuch.
Dieses Packmittel muss vor dem Erstgebrauch nicht gereinigt werden!

aponorm®
Tropf-Flaschen ZL kontrolliert
Nenngröße: ml
VE: Stück
Ch.-B: (Dat.)

Prüfvorschrift: ZL PA-308 (Auszug)
Material: Glasflasche braun, hydrolytische Kl. III mit Mündung GL 18, mit eingesetztem Staubschutzstopfen aus PE-Natur.

Hydrolytische Resistenz (Ph.Eur.)	entspricht	
Lichtdurchlässigkeit (Ph.Eur.)	< 10%	
Dichtigkeit:	entspricht	
Partikelkontamination	> 50µm:	≤ 1000
	> 150 bis 400µm:	≤ 100
	> 400µm:	≤ 100
Mikrobiologische Reinheit (Ph.Eur.)	Ausschluss pathogener Leitkeime; Gesamtkoloniezahl KBE ≤ 1 pro ml Nennvolumen	

AQL-Bewertung nach FBL „Hüttenglas/Röhrenglas“ entspricht

Die Qualität entspricht ZL-Prüfvorschrift PA-308
Hersteller: Gerresheimer Moulded Glass GmbH (gez. Nätscher QS)
Lizenzprodukt von WEPA Apothekenbedarf GmbH & Co KG, 56204 Hillscheid
Zertifiziert nach DIN EN ISO 9001:2008

04/12

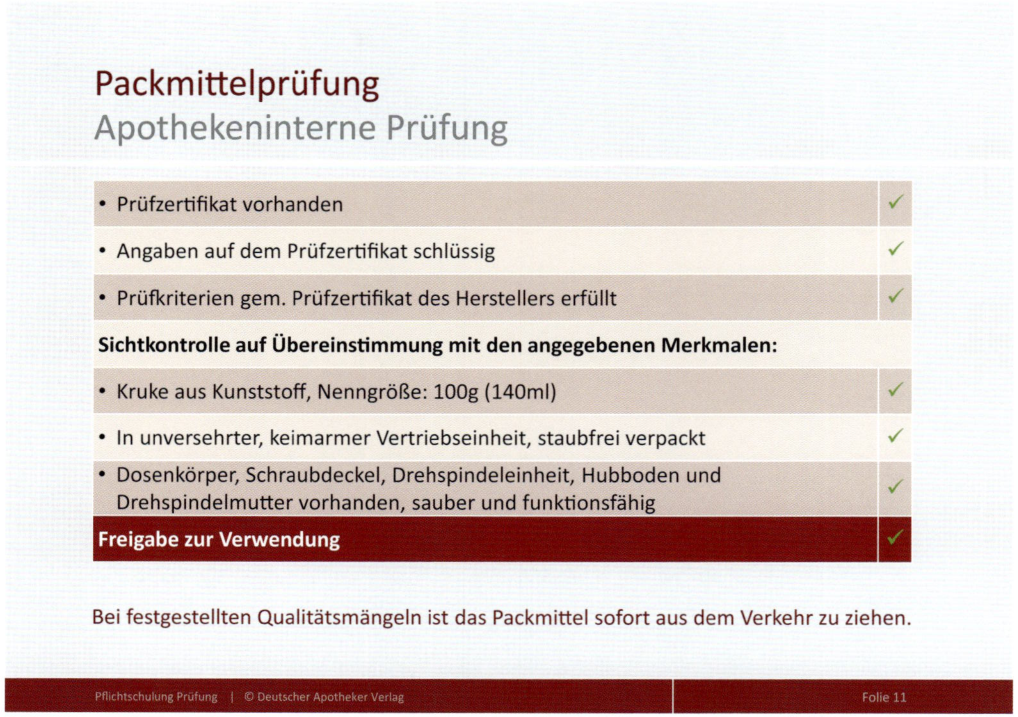

Vereinfachte visuelle Prüfung

In Anlehnung an § 6 und § 11 der ApBetrO kann für Primärpackmittel ein vereinfachtes Prüfverfahren in der Apotheke durchgeführt werden. Nach Vergabe der apothekeninternen Prüfnummer wird **grundsätzlich eine visuelle Prüfung durchgeführt**. Damit die Prüfdokumentation (Prüfzertifikat und Prüfprotokoll) dem Packmittel jederzeit zweifelsfrei zugeordnet werden kann, ist die Prüfnummer auch auf der Umverpackung der Packmittel, oder – falls diese bereits entfernt wurde – am Aufbewahrungsort des Packmittels (z. B. Schublade oder Regalboden) anzubringen. Über eine Sichtkontrolle hinausgehende Prüfungen sind nicht erforderlich, sofern ein **qualifiziertes Prüfzertifikat des Herstellers** vorliegt. Entspricht das Primärpackmittel den Anforderungen, gibt der zuständige Apotheker das Primärpackmittel frei.

Qualitätsmängel

Wenn bei der Prüfung Qualitätsmängel festgestellt werden, ist das Primärpackmittel unverzüglich als nicht verkehrsfähig zu kennzeichnen und bis zur Entscheidung über den endgültigen Verbleib getrennt zu lagern. Die ergriffenen Maßnahmen sind im Rahmen des Qualitätsmanagements zu dokumentieren.

Packmittelprüfung

Apothekeninterne Prüfung

• Prüfzertifikat vorhanden	✓
• Angaben auf dem Prüfzertifikat schlüssig	✓
• Prüfkriterien gem. Prüfzertifikat des Herstellers erfüllt	✓
Sichtkontrolle auf Übereinstimmung mit den angegebenen Merkmalen:	
• Kruke aus Kunststoff, Nenngröße: 100g (140ml)	✓
• In unversehrter, keimarmer Vertriebseinheit, staubfrei verpackt	✓
• Dosenkörper, Schraubdeckel, Drehspindeleinheit, Hubboden und Drehspindelmutter vorhanden, sauber und funktionsfähig	✓
Freigabe zur Verwendung	✓

Bei festgestellten Qualitätsmängeln ist das Packmittel sofort aus dem Verkehr zu ziehen.

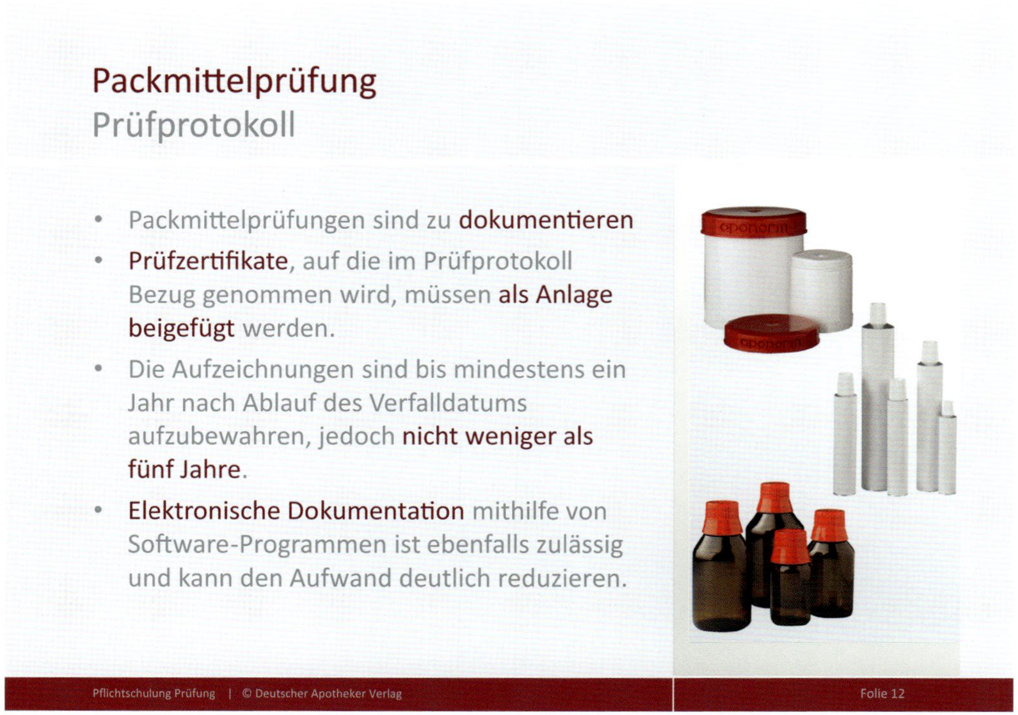

Prüfprotokoll

Über die Prüfung der Primärpackmittel sind im Sinne des Qualitätsmanagementsystems gemäß § 2a ApBetrO und analog § 6 Abs. 3 sowie § 11 Abs. 2 der ApBetrO Aufzeichnungen zu machen. Damit wird sichergestellt, dass der Zugriff auf die Daten für eine spätere Kontrolle bei Beanstandungen oder bei Qualitätsmängeln der Primärpackmittel jederzeit gewährleistet ist. **Für jede Prüfung eines Primärpackmittels wird ein Prüfprotokoll angefertigt.** Das Prüfzertifikat des Herstellers/Lieferanten ist Bestandteil dieses Prüfprotokolls. Entspricht das Primärpackmittel den Anforderungen, gibt der zuständige Apotheker das Primärpackmittel durch Abzeichnen des Prüfprotokolls frei.

Aufbewahrungsfrist

Entsprechend den anderen Dokumenten für Arzneimittel und Ausgangsstoffe sind die Prüfprotokolle und Prüfzertifikate von Packmitteln bis **mindestens ein Jahr nach Ablauf des Verfalldatums** des betreffenden Arzneimittels, **jedoch nicht weniger als fünf Jahre** lang aufzubewahren (vgl. § 22 Abs. 1 ApBetrO).

Elektronische Dokumentation

Die **elektronische Dokumentation** mithilfe von Software-Programmen (z. B. Dr. Lennartz Laborprogramm für Apotheken) ist ebenfalls zulässig und **kann den Arbeits-/Zeitaufwand deutlich reduzieren**. In diesem Fall ist sicherzustellen, dass die Aufzeichnungen während der Aufbewahrungsfrist verfügbar sind und innerhalb einer angemessenen Frist lesbar gemacht werden können. Dies bedeutet, dass z. B. die Daten bei einer Apothekenbesichtigung noch am selben Tag zur Verfügung stehen.

Packmittelprüfung
Prüfprotokoll

- Packmittelprüfungen sind zu **dokumentieren**
- **Prüfzertifikate**, auf die im Prüfprotokoll Bezug genommen wird, müssen **als Anlage beigefügt** werden.
- Die Aufzeichnungen sind bis mindestens ein Jahr nach Ablauf des Verfalldatums aufzubewahren, jedoch **nicht weniger als fünf Jahre**.
- **Elektronische Dokumentation** mithilfe von Software-Programmen ist ebenfalls zulässig und kann den Aufwand deutlich reduzieren.

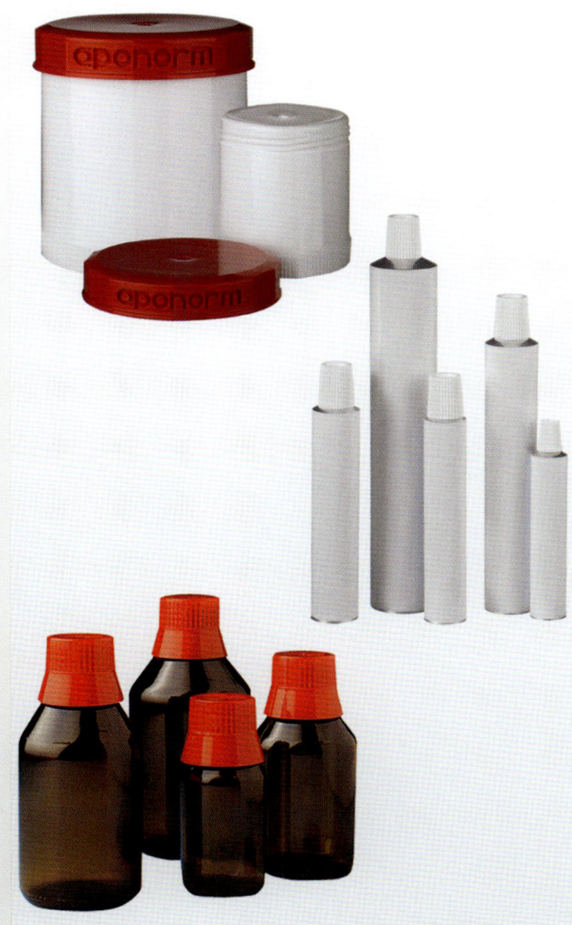

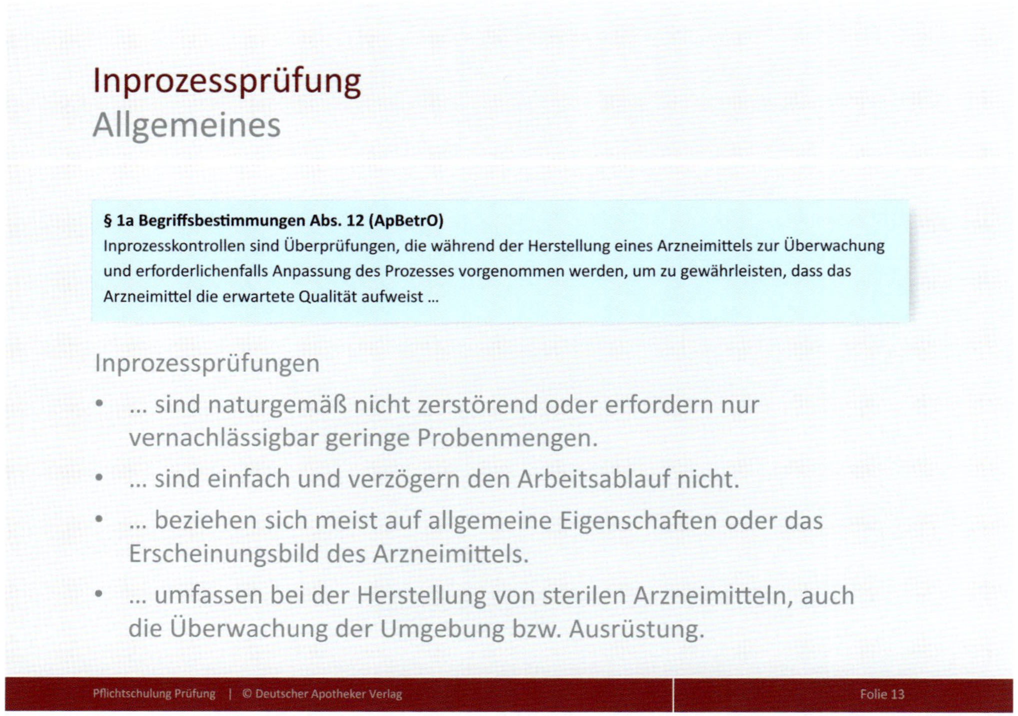

Wesen der Inprozessprüfung

Inprozessprüfungen sind alle Prüfungen, die während der Herstellung ausgeführt werden. Soweit sie Rückwirkungen auf den Herstellungsablauf haben, wird oft auch von „Inprozesskontrollen“ gesprochen. Bei Rezepturen sind Inprozessprüfungen naturgemäß **nicht zerstörend** oder erfordern nur **vernachlässigbar geringe Probenmengen**. Sie sind idealerweise einfach und verzögern den Arbeitsablauf nicht. Geruchsprüfungen sind zulässig und häufig vorgesehen, Geschmacksprüfungen hingegen nicht. **Berührungslose Prüfungen sind vorzuziehen**, um Kontaminationen und Ansatzverluste zu vermeiden. Aussehen und Beschaffenheit werden deshalb meist im Ansatzgefäß selbst geprüft. Die Angaben der Inprozessprüfungen („... sieht klar und farblos aus“, „Klumpen dürfen nicht zu erkennen sein“) ähneln häufig der deskriptiven Charakterisierung der Substanzen im unverbindlichen Abschnitt „Eigenschaften“ der Arzneibuchmonographien. Die am Produkt ausgeführten Inprozessprüfungen lassen zugleich auf das Erscheinungsbild des Arzneimittels schließen. Bei der Herstellung von **sterilen Arzneimitteln**, insbesondere Parenteralia, ist die Überwachung der Umgebung oder der Ausrüstung integraler Bestandteil der Inprozesskontrollen.

Inprozessprüfung

Allgemeines

§ 1a Begriffsbestimmungen Abs. 12 (ApBetrO)
Inprozesskontrollen sind Überprüfungen, die während der Herstellung eines Arzneimittels zur Überwachung und erforderlichenfalls Anpassung des Prozesses vorgenommen werden, um zu gewährleisten, dass das Arzneimittel die erwartete Qualität aufweist …

Inprozessprüfungen

- … sind naturgemäß nicht zerstörend oder erfordern nur vernachlässigbar geringe Probenmengen.
- … sind einfach und verzögern den Arbeitsablauf nicht.
- … beziehen sich meist auf allgemeine Eigenschaften oder das Erscheinungsbild des Arzneimittels.
- … umfassen bei der Herstellung von sterilen Arzneimitteln, auch die Überwachung der Umgebung bzw. Ausrüstung.

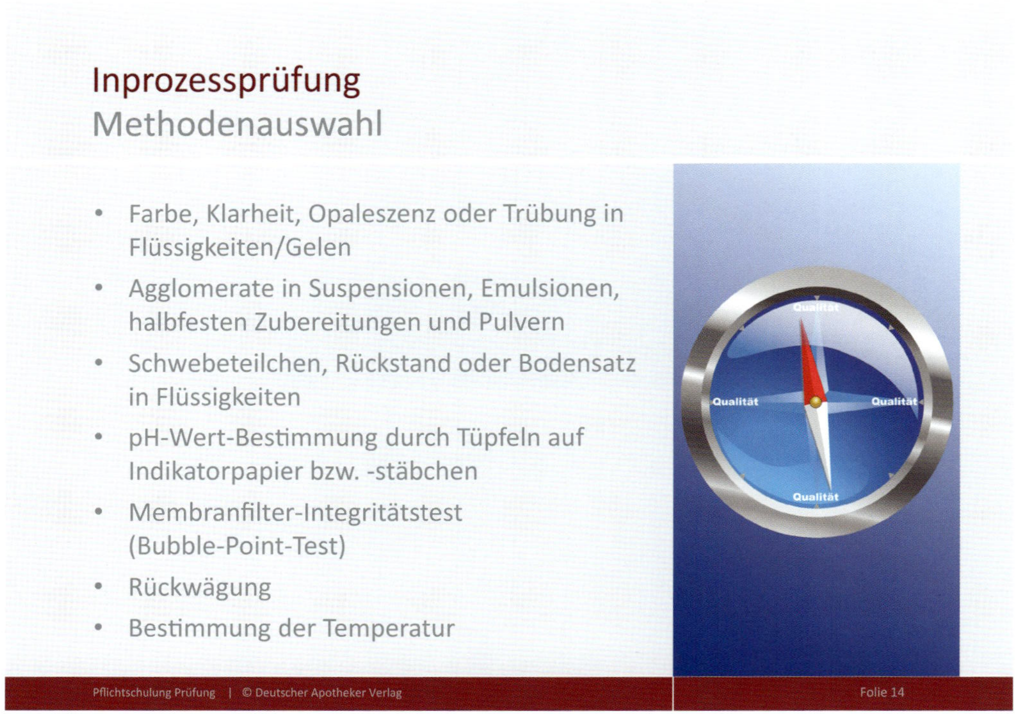

- **Farbe, Klarheit, Opaleszenz oder Trübung in Flüssigkeiten/Gelen**
  Diese Inprozessprüfung bietet sich nach Temperaturänderung an bzw. nach spezifischen Arbeitsschritten wie Lösen, Mischen, Stehenlassen zur Quellung oder Schmelzen.
- **Agglomerate in Suspensionen, Emulsionen, halbfesten Zubereitungen und Pulvern**
  Die Beurteilung erfolgt im Ansatzgefäß und berücksichtigt Größe sowie Festigkeit der Agglomerate. Evtl. sollte die Zubereitung mit Glasstab oder Pistill bewegt oder Klumpen mit dem Kartenblatt betastet werden.
- **Schwebeteilchen, Rückstand oder Bodensatz in Flüssigkeiten**
  Diese Inprozessprüfung bietet sich nach spezifischen Arbeitsschritten, wie Lösen und Mischen an. Allerdings sind Schwebeteilchen häufig unvermeidlich.
- **pH-Wert-Bestimmung durch Tüpfeln auf Indikatorpapier/Indikatorstäbchen**
  Tüpfeln vermeidet den direkten Kontakt des Ansatzes mit dem Prüfmittel und hält die Verluste gering. Die Prüfung erfolgt bei flüssigen Zubereitungen (z. B. bei Augen-/Nasentropfen). Sie ist bei gefärbten Lösungen und pigmenthaltigen Zubereitungen (ZnO) nicht möglich. Messungen an Cremes haben erfahrungsgemäß wenig Aussagekraft.
- **Membranfilter-Integritätstest (Bubble-Point-Test)**
  Diese technische Inprozessprüfung bestätigt die Membranfilterintegrität als Voraussetzung einer wirksamen Entkeimungsfiltration. Messgröße ist das Restvolumen, auf das eine mit Luft gefüllte Einmalspritze vor dem verwendeten und mit Flüssigkeit benetzten Filter komprimiert werden kann, bevor Luft durchbricht. Falschbefunde werden erhalten, wenn grenzflächenaktive Stoffe nicht zuvor ausgespült werden oder wenn einzelne, beim Druckaufbau auftretende Luftblasen anstelle eines beständigen Luftblasenstroms als Kriterium fehlinterpretiert werden.
- **Rückwägung**
  Die Einwaagekontrolle setzt sich aus den dokumentierten Werten beim Ablesen nach der Wägung des Wägeguts und den Werten der Rückwägung der Wägeunterlage zusammen. Bei kleinen Wirkstoffmengen kann der Wägeverlust infolge von Adhäsion der Partikel an der Wägeunterlage prozentual erheblich steigen. Auf die für das Wägegut geeignete Wägeunterlage ist zu achten.
- **Bestimmung der Temperatur**
  Im Vergleich zu Flüssigkeitsthermometern erfolgt die Messung bei elektronischen Thermometern schneller, jedoch ebenfalls nicht kontaktlos. Infrarot-Thermometer liefern ebenfalls ein schnelles Messergebnis und vermeiden Kontamination bzw. Verlust der Zubereitung durch berührungslose Messung.

Inprozessprüfung
Methodenauswahl

- Farbe, Klarheit, Opaleszenz oder Trübung in Flüssigkeiten/Gelen
- Agglomerate in Suspensionen, Emulsionen, halbfesten Zubereitungen und Pulvern
- Schwebeteilchen, Rückstand oder Bodensatz in Flüssigkeiten
- pH-Wert-Bestimmung durch Tüpfeln auf Indikatorpapier bzw. -stäbchen
- Membranfilter-Integritätstest (Bubble-Point-Test)
- Rückwägung
- Bestimmung der Temperatur

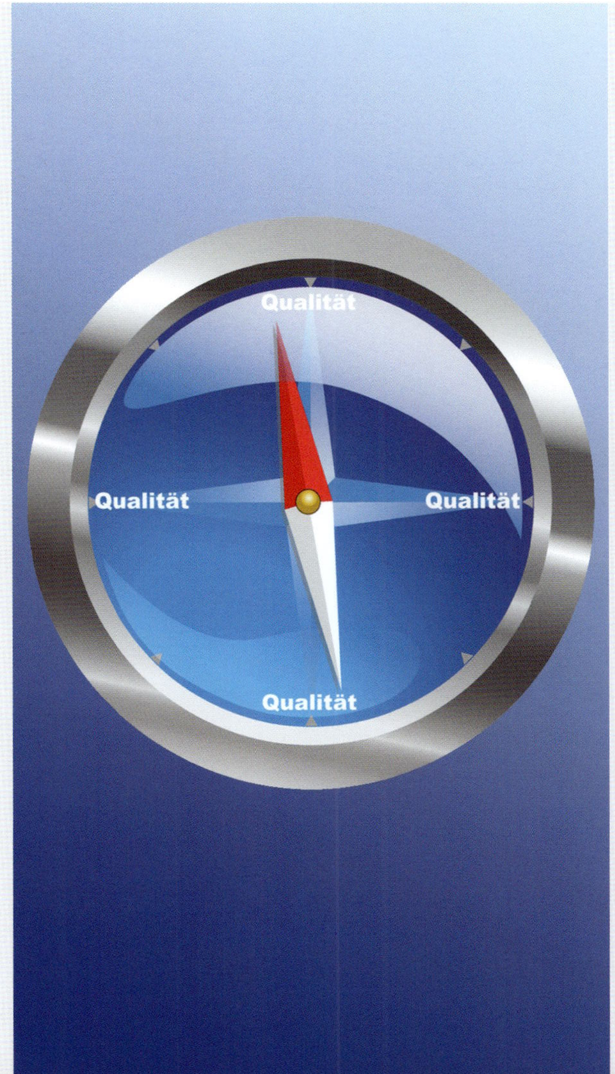

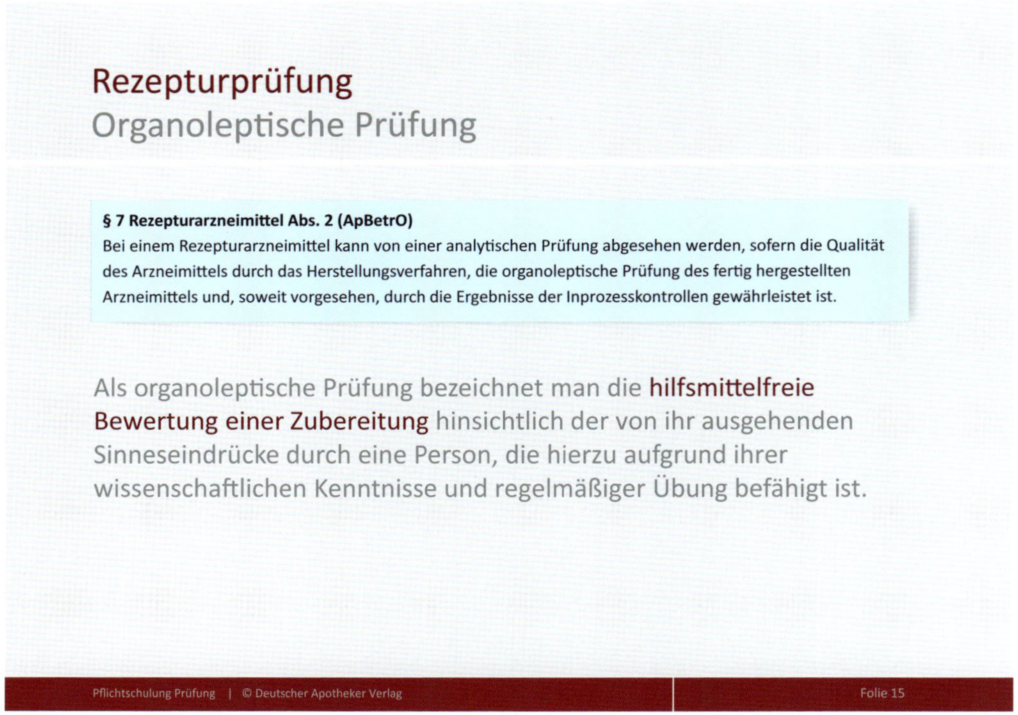

Organoleptische Prüfung

Die organoleptische Prüfung gestattet eine schnelle und einfache Qualitätsbeurteilung. Mit einem negativen Befund bei der organoleptischen Prüfung geht zwar nicht zwangsläufig eine mangelnde Wirksamkeit des Arzneimittels einher, dennoch ist eine angemessene Qualität der organoleptischen Merkmale genauso wichtig wie bei unmittelbar wirksamkeitsbezogenen, analytischen Parametern, da die **sensorischen Eigenschaften** einer Zubereitung dem Patienten den **ersten Eindruck** vermitteln und als einzige Qualitätsmerkmale von ihm selbst beurteilt werden können. Unabhängig davon sind die meisten organoleptischen Merkmale darüber hinaus aber auch Indizien für einen Qualitätsmangel bei bestimmten analytischen Parametern.

Rezepturprüfung
Organoleptische Prüfung

§ 7 Rezepturarzneimittel Abs. 2 (ApBetrO)
Bei einem Rezepturarzneimittel kann von einer analytischen Prüfung abgesehen werden, sofern die Qualität des Arzneimittels durch das Herstellungsverfahren, die organoleptische Prüfung des fertig hergestellten Arzneimittels und, soweit vorgesehen, durch die Ergebnisse der Inprozesskontrollen gewährleistet ist.

Als organoleptische Prüfung bezeichnet man die **hilfsmittelfreie Bewertung einer Zubereitung** hinsichtlich der von ihr ausgehenden Sinneseindrücke durch eine Person, die hierzu aufgrund ihrer wissenschaftlichen Kenntnisse und regelmäßiger Übung befähigt ist.

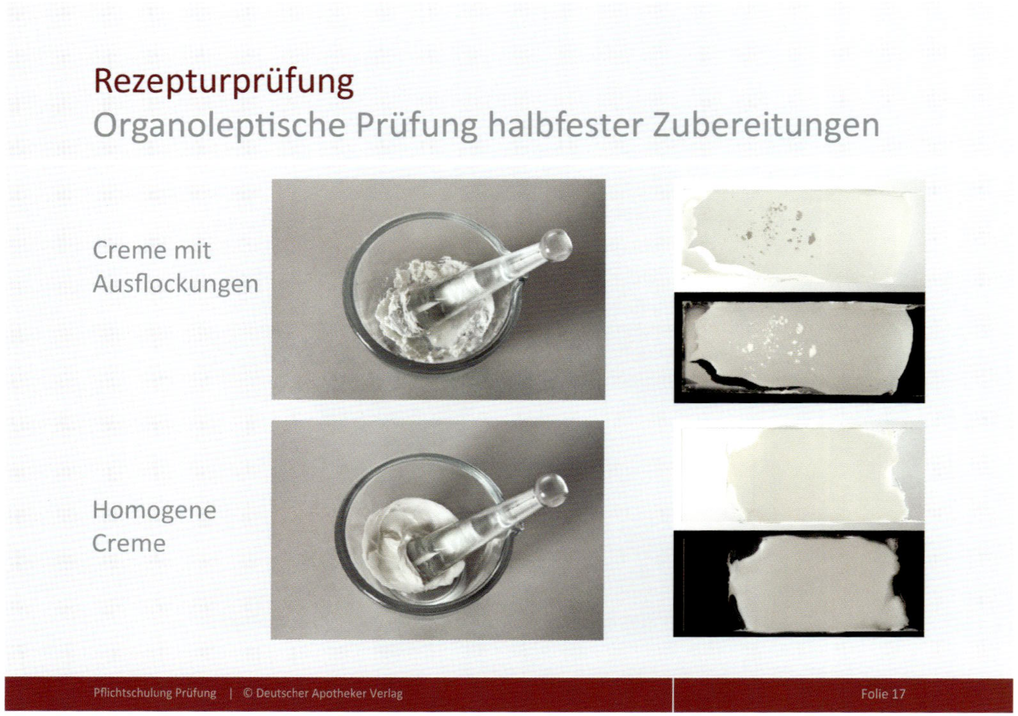

Halbfeste Zubereitungen

Bei halbfesten Zubereitungen sollten **keine Luftblasen oder schlecht emulgierte Teilchen** (Gries) in Form von Molekülaggregaten oder Mizellen feststellbar sein. Farbe und Glanz gleicher Zubereitungen sollten sich von Herstellung zu Herstellung nicht unterscheiden. In Suspensionssalben bzw. Pasten müssen die **Partikel homogen verteilt** sein und dürfen eine bestimmte Korngröße nicht überschreiten.

Neben der makroskopischen Beurteilung (Abb. links) bietet sich bei einigen Zubereitungen ein **Ausstreichtest** (Abb. rechts) an. Allfällige Fett- oder Feststoffagglomerate lassen sich auf diese Weise besonders gut erkennen. Dabei wird die halbfeste Zubereitung in dünner Schicht auf eine Glasplatte aufgetragen, mit Hilfe einer zweiten Glasplatte durch sanften Druck zu einem dünnen Film auseinandergedrückt und im **Auf- und/oder Gegenlicht** beurteilt, wodurch insbesondere etwaige Luftblasen, aber auch Fett- oder Feststoffagglomerate sichtbar werden.

Die Verreibbarkeit bzw. das Gleit- und Schmiervermögen sowie auffällige Kühl- oder Wärmeeffekte sind am besten haptisch, d. h. durch **Auftragen auf die Haut** wahrnehmbar. Manche Zubereitungen neigen dabei zum Weißeln, d. h. sie hinterlassen auch nach kräftigem Einreiben eine weiße, meist klebrige Schicht auf der Haut. Dies muss nicht unbedingt einen Qualitätsmangel darstellen und lässt sich bei Zubereitungen mit hohen mineralischen Feststoffanteilen häufig nicht vermeiden. Der Geruch soll den üblichen pharmazeutischen Anforderungen entsprechen. Eventuelle **Geruchsveränderungen** können auf unerwünschte Zersetzungsreaktionen oder mikrobielle Verunreinigungen hindeuten.

Rezepturprüfung

Organoleptische Prüfung halbfester Zubereitungen

Creme mit Ausflockungen

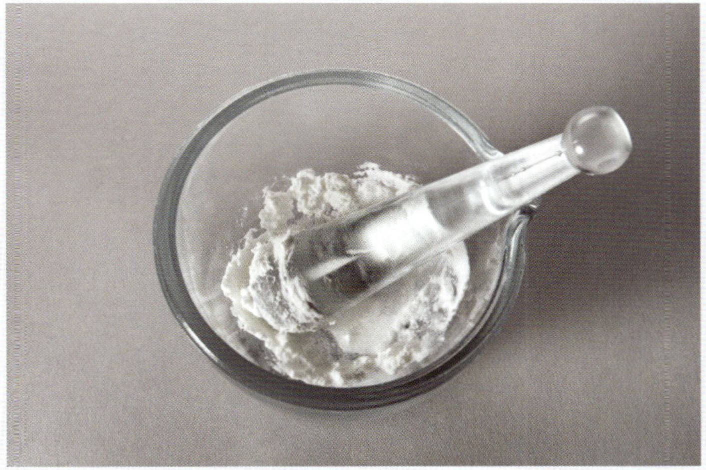

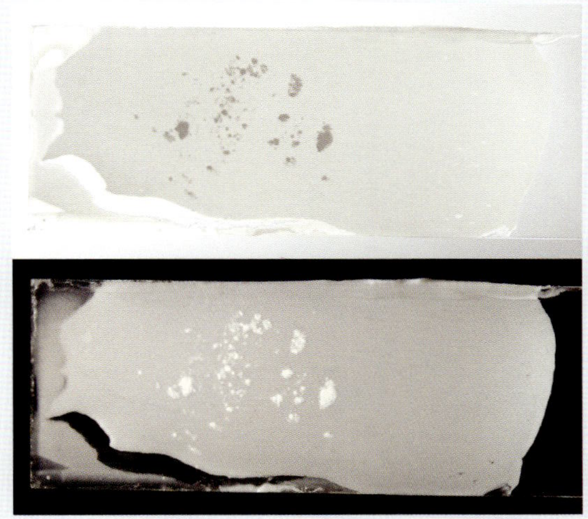

Homogene Creme

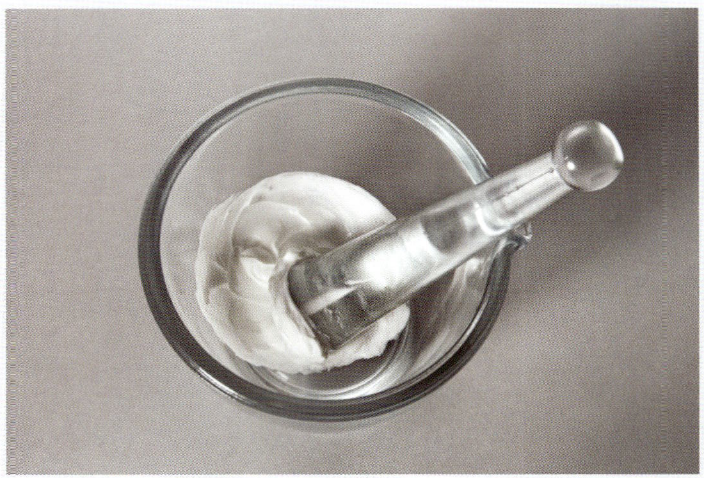

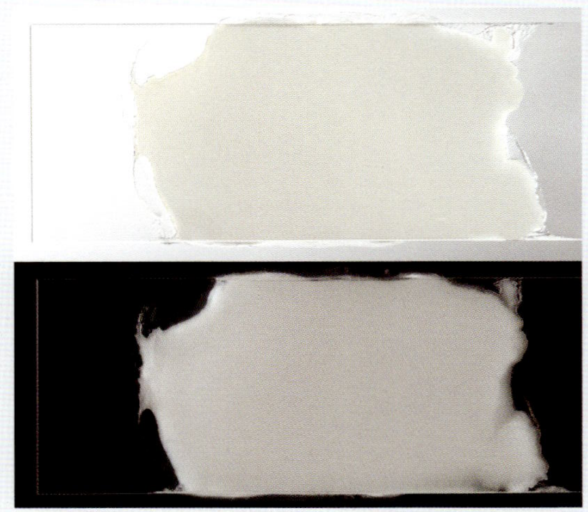

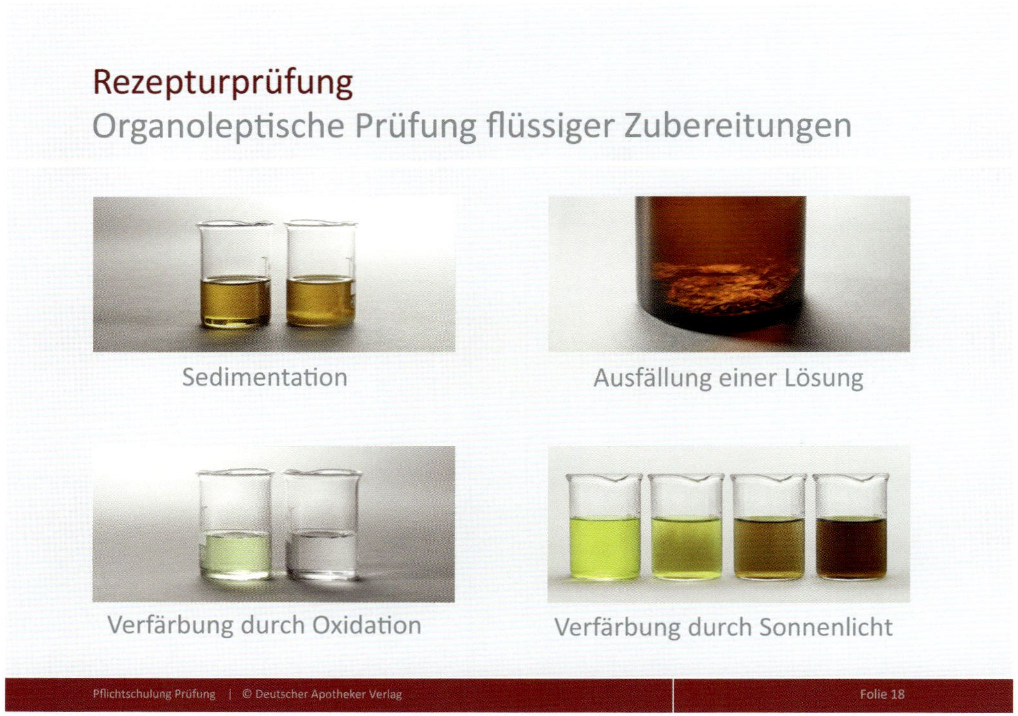

Flüssige Zubereitungen

Bei der organoleptischen Beurteilung von flüssigen Darreichungsformen muss zwischen Lösungen auf der einen und dispersen Systemen wie Emulsionen oder Suspensionen auf der anderen Seite unterschieden werden.

Lösungen müssen klar sein und dürfen **keine Trübung, Ausflockungen oder Fällungsprodukte** enthalten. Abscheidungen fester Stoffe in Lösungen sind stets dann zu erwarten, wenn annähernd gesättigte oder übersättigte Lösungen vorliegen. Tinkturen und Extrakte sind diesbezüglich besonders problematisch. Leichte Nachtrübungen, die sich beim Schütteln homogen verteilen, werden **bei pflanzlichen Zubereitungen** daher üblicherweise toleriert und lediglich als Schönheitsfehler eingestuft. Massive Ausflockungen und Bodensätze sind dagegen echte Qualitätsmängel.

Typische Qualitätsmängel bei **Suspensionen** sind feste, nicht oder nur schwer aufschüttelbare Sedimente. Auch die Geschwindigkeit der **Sedimentation** kann als Qualitätskriterium herangezogen werden. Unterschiede zwischen verschiedenen Herstellungen einer **Emulsion** gehen möglicherweise auf die Verwendung natürlicher Emulgatoren und Stabilisatoren zurück, die bereits in den verarbeiteten Ausgangsstoffen gewisse Qualitätsschwankungen aufweisen können. Bei der makroskopischen Beurteilung von dispersen Systemen werden aufgrund ihrer speziellen Eigenschaften insbesondere die **Opazität (Trübung)**, die Homogenität sowie **Aufrahmung** und Fließfähigkeit geprüft. Der Übergang zu halbfesten Darreichungsformen ist fließend, sodass mit zunehmender Viskosität ggf. auch haptische Tests auf der Hautoberfläche zur Beurteilung von Suspensionen und Emulsionen herangezogen werden können.

Rezepturprüfung
Organoleptische Prüfung flüssiger Zubereitungen

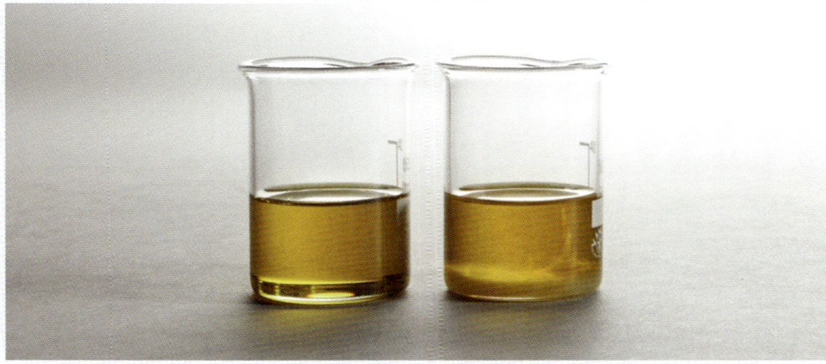
Sedimentation

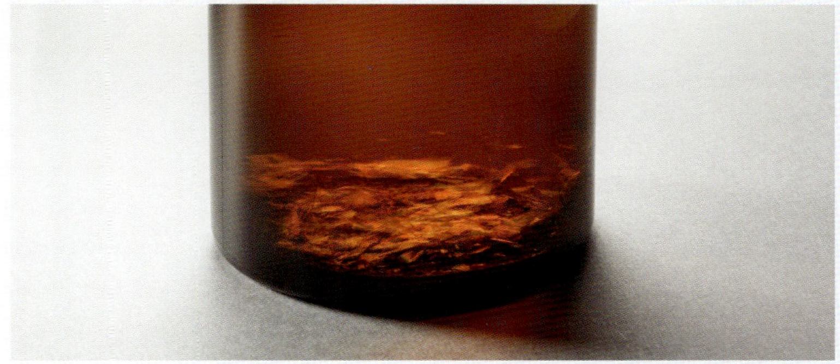
Ausfällung einer Lösung

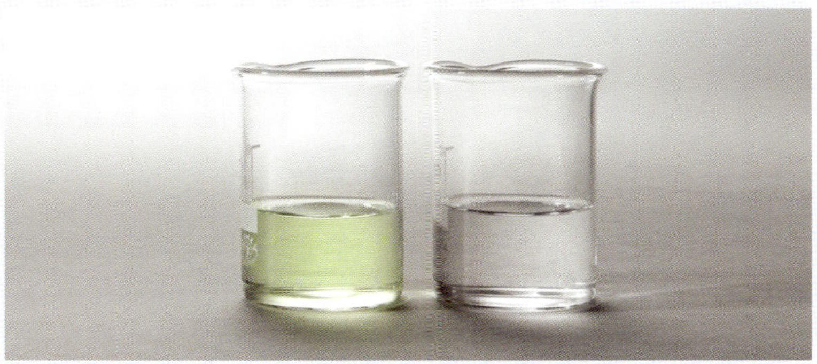
Verfärbung durch Oxidation

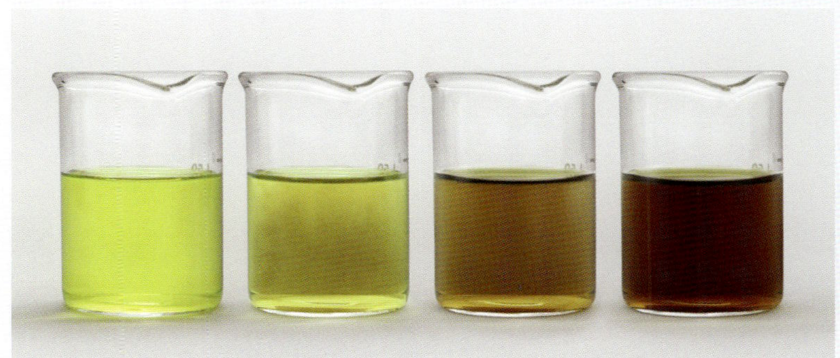
Verfärbung durch Sonnenlicht

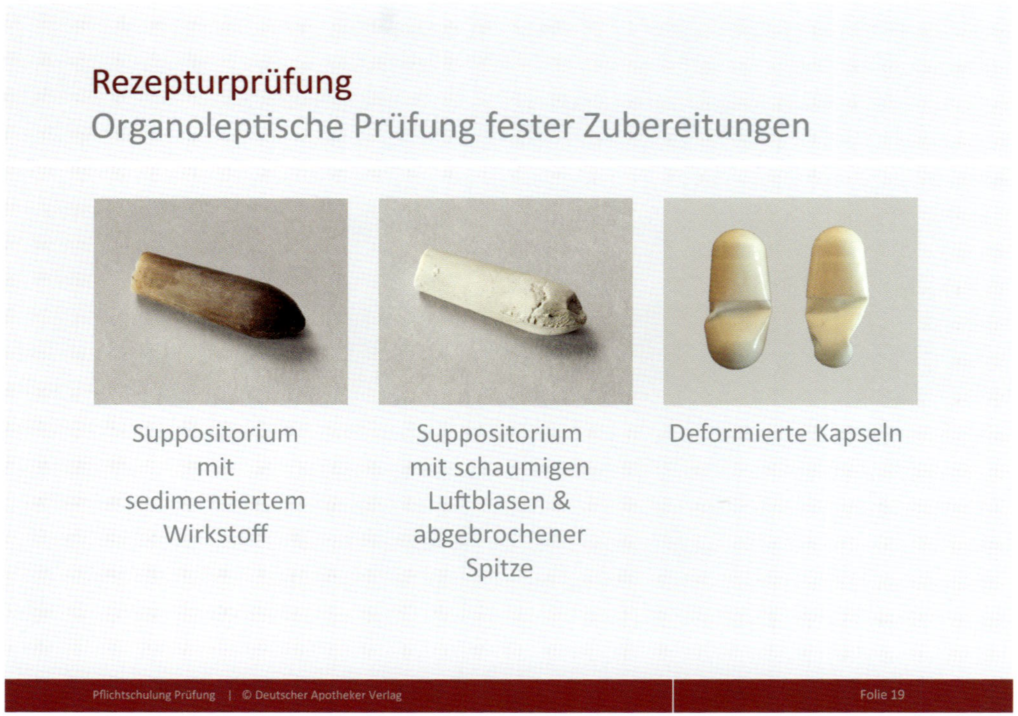

Feste Zubereitungen

Bei der visuellen Prüfung von festen Darreichungsformen werden insbesondere Form, Größe, Farbe und Oberflächenbeschaffenheit geprüft. Hierbei gilt es u. a. Verfärbungen, Flecken oder die Anwesenheit von Staub, Bruchstücken oder Fremdpartikeln zu erkennen. Feste Darreichungsformen kommen als Rezepturarzneimittel meist in Form von Kapseln oder Suppositorien vor, seltener auch als Pulver oder Granulat.

Suppositorien sollen äußerlich eine glatte und möglichst glänzende Oberfläche zeigen. **Risse**, die gelegentlich bei Verwendung von zu harten Grundmassen oder einer zu raschen Abkühlung auftreten können, dürfen nicht sichtbar sein. Eine **Fettreifbildung** auf der Suppositorienoberfläche, die die bestimmungsgemäße Anwendung sowie die Akzeptanz durch den Patienten kaum beeinflusst, ist lediglich als Schönheitsfehler einzustufen, während darüber hinausgehender Fettreif auch einen Qualitätsmangel darstellen kann. Auch die Integrität der Arzneiform als Ganzes ist zu begutachten. Abweichungen, wie z. B. **abgebrochene Spitzen, Krater- und Hohlraumbildungen** oder ungleichmäßige Rundungen, dürfen nicht auftreten. Der Geruch soll den üblichen pharmazeutischen Anforderungen entsprechen und während einer etwaigen Lagerung nicht intensiver werden. In seltenen Einzelfällen kann das Zäpfchen, zur Überprüfung der gleichmäßigen Verteilung von in der Grundmasse suspendiert vorliegenden Wirkstoffen, der Länge nach durchgeschnitten und die freigelegte Oberfläche visuell begutachtet werden. Hierbei sollte keine sichtbare Anreicherung des Wirkstoffs in der Suppositorienspitze erkennbar sein. Sie wäre ein Beleg für **unerwünschte Sedimentationsvorgänge** während der Herstellung bzw. beim Aushärten der Suppositorien.

Indizien für Qualitätsmängel bei **Kapseln** sind u. a. deformierte, versprödete oder **rissige Kapselhüllen**. Flecken auf der Oberfläche können auf eine Zersetzung des Wirkstoffes oder eine mikrobiologische Kontamination hindeuten. Der Geruch spielt bei der Beurteilung von festen Arzneiformen eine unterschiedliche Rolle; bei der Applikation wird er meist nur bedingt wahrgenommen, beim Öffnen des Behältnisses tritt er hingegen möglicherweise sehr prominent auf. Auch der Geruch kann ein Indiz für negative Veränderung anderer Qualitätsmerkmale sein, wie mikrobiologische Kontamination oder chemische Zersetzung in eine flüchtige Komponente. Ferner kann der Geruch auf **Restmengen von Lösungsmitteln** hindeuten, die bei der Herstellung (z. B. bei der Krustengranulation) verwendet wurden.

Rezepturprüfung

Organoleptische Prüfung fester Zubereitungen

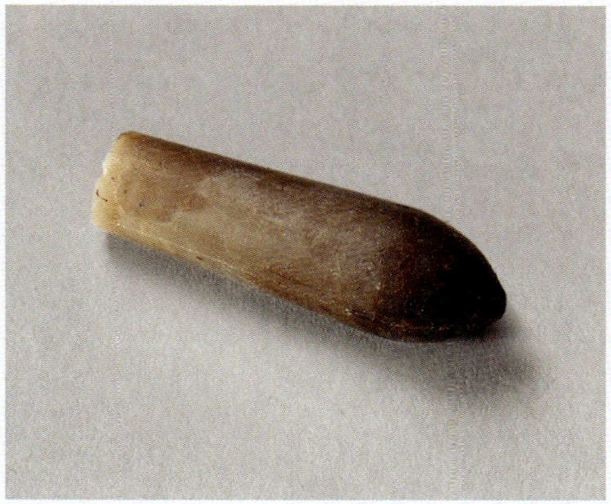

Suppositorium
mit
sedimentiertem
Wirkstoff

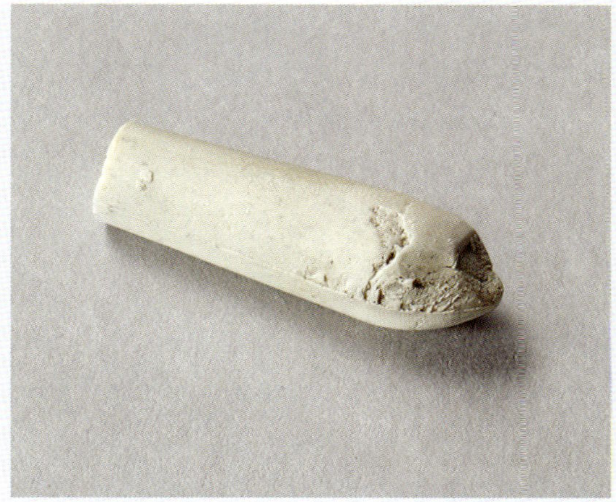

Suppositorium
mit schaumigen
Luftblasen &
abgebrochener
Spitze

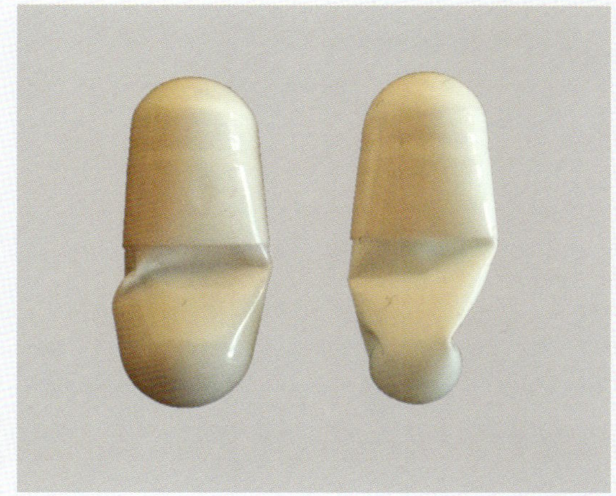

Deformierte Kapseln

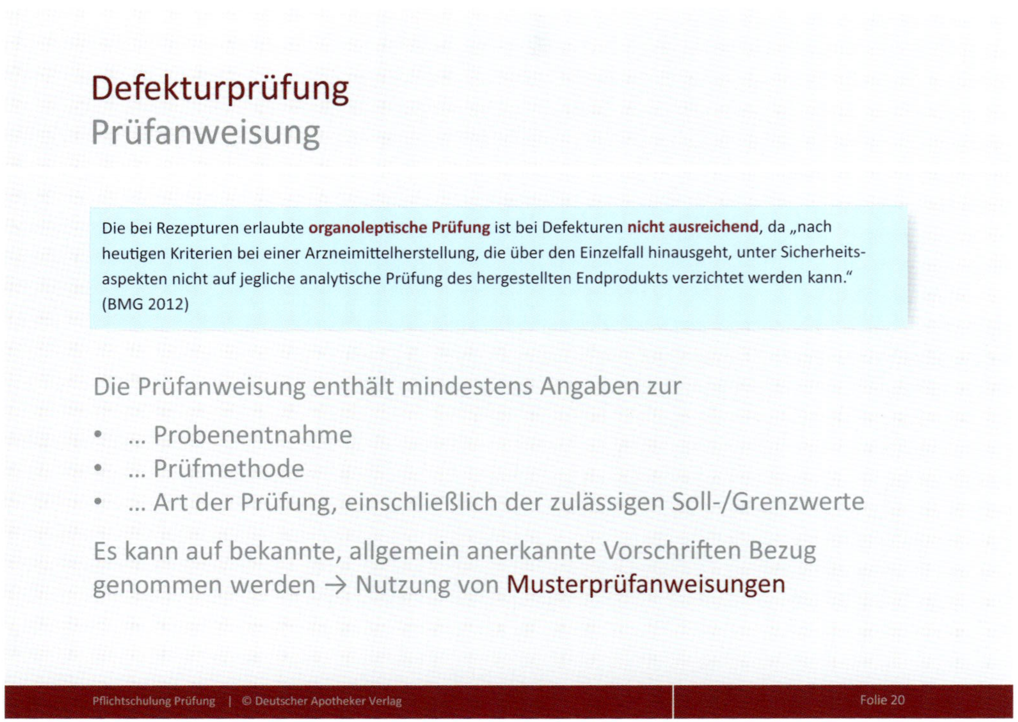

Dokumentationspflicht

Wie bei anderen Arzneimittelherstellern ist auch bei der Defekturherstellung in der Apotheke für jede Prüfung eine schriftliche Anweisung zu erstellen, die von einem Apotheker zu unterschreiben ist.

Probenentnahme

Bei festen und halbfesten Zubereitungen sollten die Proben wenige Zentimeter unter der Oberfläche, bei Flüssigkeiten vom Boden des Gebindes entnommen werden. Bereits während der Probenahme ist auf ein **einheitliches Erscheinungsbild** der Zubereitung hinsichtlich Geruch, Farbe und Homogenität sowohl innerhalb eines Gebindes, als auch zwischen verschiedenen Gebinden zu achten. Bei der Probenahme ist sicherzustellen, dass keine Verunreinigungen in die Zubereitung gelangen können. Eine Orientierungshilfe für die Festlegung des Prüfumfangs in Abhängigkeit von der Chargengröße bietet die DAC-Anlage J (DAC/NRF 2015). Aus ihr ergeben sich folgende **Probenanzahlen**:

Packungsanzahl	Probenanzahl	Packungsanzahl	Probenanzahl
1–14	1	40–76	3
15–39	2	77–100	4

Prüfmethode

Laut Amtlicher Begründung des Bundesgesundheitsministeriums zur Novellierung der Apothekenbetriebsordnung 2012 kann bei der Prüfanweisung auf bekannte, allgemein anerkannte Vorschriften Bezug genommen werden (BMG 2012). Es existiert eine große Auswahl an **Mustertexten** für nahezu jede Darreichungsform, jede Risikoklasse, jede Laborausstattung und jedes Budget (Ziegler 2014). Sie gewährleisten für jeder Apotheke unabhängig von ihren individuellen Rahmenbedingungen ein Höchstmaß an **Effizienz bei der Defekturprüfung**.

Soll-/Grenzwerte

Um die Qualität eines Arzneimittels auf Grundlage eines Prüfergebnisses objektiv und nachvollziehbar beurteilen zu können, müssen für jedes Qualitätsmerkmal im Vorfeld ein **Sollwert bzw. die maximal zulässigen Toleranzen** festgelegt werden. Da Defekturarzneimittel dazu dienen **Versorgungslücken** zu schließen, die von industriell hergestellten Arzneimitteln nicht abgedeckt werden, liegen in der Regel keine Literaturdaten für die einzelne Zubereitung vor. In vielen Fällen ist die Defekturprüfung daher eine sog. **„selbstreferentielle Prüfung"**, d. h. die Apotheke legt die produktspezifischen Soll- bzw. Grenzwerte anhand eigener Erfahrungen selbst fest.

Defekturprüfung
Prüfanweisung

Die bei Rezepturen erlaubte **organoleptische Prüfung** ist bei Defekturen **nicht ausreichend**, da „nach heutigen Kriterien bei einer Arzneimittelherstellung, die über den Einzelfall hinausgeht, unter Sicherheitsaspekten nicht auf jegliche analytische Prüfung des hergestellten Endprodukts verzichtet werden kann.“ (BMG 2012)

Die Prüfanweisung enthält mindestens Angaben zur

- … Probenentnahme
- … Prüfmethode
- … Art der Prüfung, einschließlich der zulässigen Soll-/Grenzwerte

Es kann auf bekannte, allgemein anerkannte Vorschriften Bezug genommen werden → Nutzung von Musterprüfanweisungen

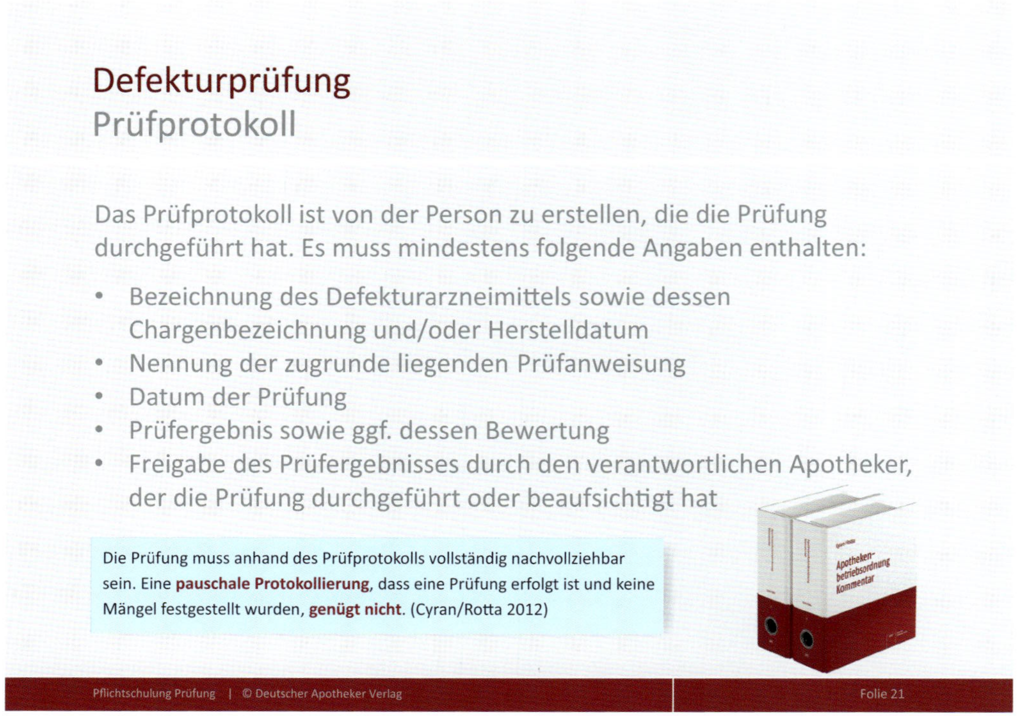

Dokumentationspflicht

Wie bei der Herstellung, so ist auch bei der Prüfung durch ein Protokoll nachzuweisen, dass die Vorgaben der Anweisung eingehalten bzw. umgesetzt wurden. Das Prüfprotokoll ist gem. § 8 Abs. 4 ApBetrO von der Person zu erstellen, die die Prüfung durchgeführt hat.

Pauschale Protokollierung unzureichend

Grundsätzlich gilt: die Prüfung muss anhand des Prüfprotokolls vollständig nachvollziehbar sein. Eine pauschale Protokollierung, dass eine Prüfung erfolgt ist und keine Mängel festgestellt worden sind, genügt nicht. **Vielmehr müssen aus dem Prüfprotokoll Messwerte, Ergebnisse etc. ersichtlich sein.** Hieraus ergibt sich möglicherweise die Notwendigkeit weitere Daten auf dem Prüfprotokoll festzuhalten. Ein Verzicht auf die analytische Prüfung ist im Gegensatz zu Rezepturarzneimitteln nicht möglich. Damit die Sicherheit gewährleistet wird, muss die Prüfung am Endprodukt erfolgen. Dessen Qualität muss festgestellt werden. Die Prüfung ist vom Apotheker jedenfalls zu beaufsichtigen. Nur der Apotheker ist dann zur Freigabe berechtigt. Eine **Personenverschiedenheit** zwischen dem Apotheker, der die Herstellung und dem, der die Prüfung beaufsichtigt, ist **nicht notwendig**. Das Prüfprotokoll ist, wie auch sonst bei Prüfprotokollen vorgesehen, von dem die Prüfung durchführenden oder beaufsichtigenden Apotheker mit einem Namenszeichen zu versehen.

Defekturprüfung
Prüfprotokoll

Das Prüfprotokoll ist von der Person zu erstellen, die die Prüfung durchgeführt hat. Es muss mindestens folgende Angaben enthalten:

- Bezeichnung des Defekturarzneimittels sowie dessen Chargenbezeichnung und/oder Herstelldatum
- Nennung der zugrunde liegenden Prüfanweisung
- Datum der Prüfung
- Prüfergebnis sowie ggf. dessen Bewertung
- Freigabe des Prüfergebnisses durch den verantwortlichen Apotheker, der die Prüfung durchgeführt oder beaufsichtigt hat

Die Prüfung muss anhand des Prüfprotokolls vollständig nachvollziehbar sein. Eine **pauschale Protokollierung**, dass eine Prüfung erfolgt ist und keine Mängel festgestellt wurden, **genügt nicht**. (Cyran/Rotta 2012)

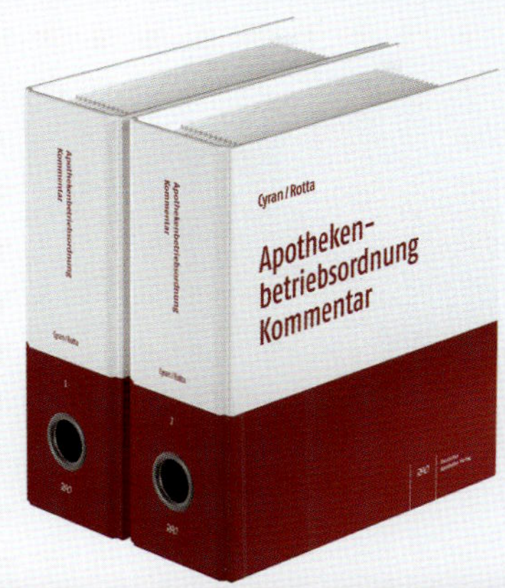

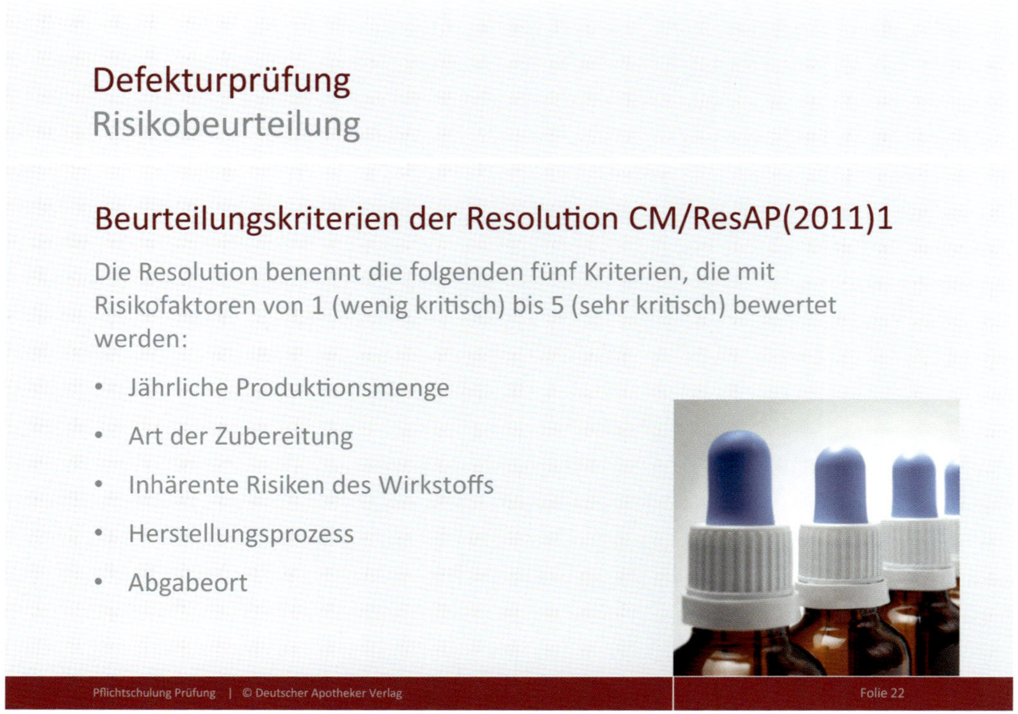

Grundprinzip der Risikoorientierung

Die Formulierung des §8 ApBetrO sieht bei Defekturarzneimitteln zwar die verpflichtende Erstellung von Prüfanweisung und Prüfprotokoll sowie gem. amtlicher Begründung eine über die organoleptische Beurteilung hinausgehende Endprüfung der Zubereitung vor, zur konkreten Ausgestaltung dieser Prüfpflicht sagt der Verordnungstext jedoch nichts. Dies eröffnet einen Interpretationsspielraum, den es im Sinne der Apotheken konstruktiv zu nutzen gilt. Hierbei sind einige Aspekte zu berücksichtigen, in denen sich Defektur und industriell hergestellte Fertigarzneimittel deutlich voneinander unterscheiden:

Im Gegensatz zur industriellen Fertigung

- ... sind Defekturchargen **mengenmäßig begrenzt** (ApBetrO 2012).
- ... werden Defekturarzneimittel **ausschließlich von pharmazeutischem Fachpersonal** hergestellt (ApBetrO 2012).
- ... handelt es sich bei Defekturarzneimitteln um Zubereitungen, die für spezifische Bedürfnisse kleiner Patientengruppen hergestellt werden und daher von der Zulassungspflicht ausgenommen sind. Deshalb unterliegen laut Ph. Eur. alle an der Verordnung und Herstellung von Defekturarzneimitteln Beteiligten (Arzt/Apotheker) innerhalb ihres Verantwortungsbereichs einer **besonderen Sorgfaltspflicht gegenüber dem Patienten** (Ph. Eur. 2013).

In Summe rechtfertigten es die genannten Aspekte, die Prüfanforderungen bei Defekturarzneimitteln auf das unerlässliche Minimum zu reduzieren. Die Überlegungen, wo genau dieses Minimum zu verorten ist, obliegen dem für Herstellung bzw. Freigabe verantwortlichen Apotheker. Sie sollen **risikoorientiert** durchgeführt und zum Zweck der Nachvollziehbarkeit **dokumentiert** werden (Ph. Eur. 2013). Ein solcher risikobasierter Ansatz bei der Festlegung der zur Endkontrolle von Defekturarzneimitteln erforderlichen Prüfung(en) findet sich in den Resolutionen der Arbeitsgemeinschaft der Pharmazieräte Deutschlands (APD 2012, 2013), in der Anlage J des DAC (DAC 2014) sowie in der Monographie „Pharmazeutische Zubereitungen", die 2013 in die Ph. Eur. aufgenommen wurde.

Resolution CM/ResAP (2011)1 des Europarats

Ein interessantes Konzept für die Risikobeurteilung von in der Apotheke hergestellten Arzneimitteln findet sich in der Resolution CM/ResAP(2011)1 des Europarats (Europarat 2011). Die auf europäischer Ebene ausgearbeitete Resolution benennt **fünf Entscheidungskriterien**, die mit abgestuften Risikofaktoren von 1 (wenig kritisch) bis 5 (sehr kritisch) bewertet werden. Durch Multiplikation der fünf einzelnen Risikofaktoren ergibt sich ein **Gesamtrisikoscore** (vgl. Folie 28), aus dem sich die Anforderungen bei der analytischen Prüfung von Defekturarzneimitteln ableiten lassen (vgl. Folie 29).

Defekturprüfung
Risikobeurteilung

Beurteilungskriterien der Resolution CM/ResAP(2011)1

Die Resolution benennt die folgenden fünf Kriterien, die mit Risikofaktoren von 1 (wenig kritisch) bis 5 (sehr kritisch) bewertet werden:

- Jährliche Produktionsmenge
- Art der Zubereitung
- Inhärente Risiken des Wirkstoffs
- Herstellungsprozess
- Abgabeort

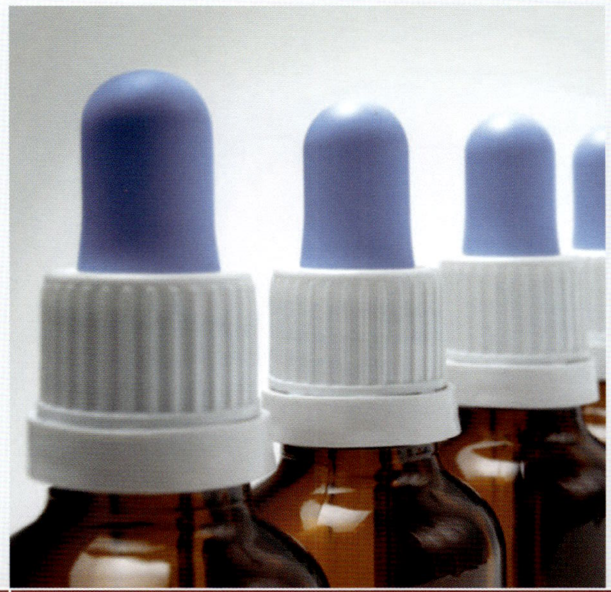

Defekturprüfung
Risikobeurteilung

Jährliche Produktionsmenge

Flüssigkeiten (inkl. Augentropfen)	Feste Oralia (z. B. Kapseln)	Feste Rektalia oder Vaginalia (z. B. Suppositorien)	Halbfeste Arzneiformen oder Teemischungen	Risikofaktor
[Packungseinheiten]	[Stück]	[Stück]	[Gramm]	
> 3.000	> 180.000	> 60.000	> 300.000	5
1.500 – 3.000	90.000 – 180.000	30.000 – 60.000	150.000 – 300.000	4
750 – 1.499	45.000 – 89.999	15.000 – 29.999	75.000 – 149.999	3
150 – 749	9.000 – 44.999	3.000 – 14.999	15.000 – 74.999	2
< 150	< 9.000	< 3.000	< 15.000	1

Pflichtschulung Prüfung | Folie 23

Jährliche Produktionsmenge

Während sich Herstellungsfehler – sofern es sich nicht um systematische Fehler handelt – stets nur auf die betroffene Charge auswirken und das daraus resultierende Risiko im Wesentlichen von der Chargengröße mitbestimmt wird, stehen grundsätzliche Risiken, die aus dem korrekt hergestellten Arzneimittel selbst herrühren, meist **in Relation zur Gesamtproduktionsmenge**. Um es anschaulicher auszudrücken: Je mehr Einheiten eines Arzneimittels in Verkehr gebracht werden, desto größer ist die Wahrscheinlichkeit für ein Individuum, den von diesem Arzneimittel ausgehenden Risiken exponiert zu sein. Bei konstanter Nebenwirkungsrate steigt also die **absolute Anzahl der Patienten**, die von unerwünschten Arzneimittelwirkungen tatsächlich betroffen sind, proportional mit der Zahl der in Verkehr gebrachten Einheiten. Es ist daher folgerichtig, die jährliche Produktionsmenge in die Risikobetrachtung von Defekturarzneimitteln einzubeziehen.

Der Klarheit halber sei an dieser Stelle explizit darauf hingewiesen, dass es sich bei den entsprechenden Angaben um **jährliche Produktionsmengen** handelt und **nicht um Chargengrößen**. Dabei erscheint es legitim, die Jahresproduktion zunächst defensiv – aber nicht unrealistisch – abzuschätzen. Übertrifft die tatsächliche Produktionsmenge im Laufe eines Jahres die ursprünglichen Erwartungen, kann eine Anpassung der Risikobeurteilung für die entsprechende Zubereitung notwendig sein. In den Folgejahren bietet es sich an, die **Gesamtproduktionsmenge des Vorjahres** als Grundlage für die Ermittlung des mengenbezogenen Risikofaktors heranzuziehen.

Ferner ist anzumerken, dass ansonsten identische Arzneiformulierungen, bei denen lediglich der Wirkstoffgehalt abweicht, **unterschiedliche Defekturarzneimittel** darstellen, sodass die entsprechenden jährlichen Produktionsmengen getrennt voneinander zu berechnen sind. Werden also jährlich 10 kg Erythromycin-Salbe 1 % und 10 kg Erythromycin-Salbe 2 % hergestellt, so gilt für beide Zubereitungen hinsichtlich der jährlichen Produktionsmenge der Risikofaktor 1.

Defekturprüfung
Risikobeurteilung

Jährliche Produktionsmenge

Flüssigkeiten (inkl. Augentropfen)	Feste Oralia (z. B. Kapseln)	Feste Rektalia oder Vaginalia (z. B. Suppositorien)	Halbfeste Arzneiformen oder Teemischungen	Risiko-faktor
[Packungs-einheiten]	[Stück]	[Stück]	[Gramm]	
> 3.000	> 180.000	> 60.000	> 300.000	5
1.500 – 3.000	90.000 – 180.000	30.000 – 60.000	150.000 – 300.000	4
750 – 1.499	45.000 – 89.999	15.000 – 29.999	75.000 – 149.999	3
150 – 749	9.000 – 44.999	3.000 – 14.999	15.000 – 74.999	2
< 150	< 9.000	< 3.000	< 15.000	1

Defekturprüfung
Risikobeurteilung

Art der Zubereitung

Art der Zubereitung	Risikofaktor
Parenteralia	5
Ophthalmika in der Chirurgie / bei traumatischen Verletzungen	4
Inhalanda	4
Enteral bzw. vaginal applizierte Darreichungsformen (steril)	4
Topisch applizierte Darreichungsformen (steril)	4
Ophthalmika am unverletzten Auge	3
Enteral bzw. vaginal applizierte Darreichungsformen (unsteril)	3
Topisch applizierte Darreichungsformen (unsteril)	1

 Folie 24

Art der Zubereitung

Ein weiteres Kriterium für die Risikobeurteilung ist die Darreichungsform, wobei der Betrachtung vor allem **anwendungsbezogene und erst nachrangig galenische Aspekte** zugrunde gelegt werden. Dies ist leicht nachvollziehbar, denn wie ein Blick in das Arzneibuch oder andere einschlägige pharmazeutische Fachliteratur zeigt, werden die galenischen Anforderungen für eine bestimmte Darreichungsform im Wesentlichen von den **physiologischen Bedingungen des Applikationsorts** bestimmt. Von Dermatika über Peroralia bis hin zu Parenteralia steigen die Qualitätsanforderungen kontinuierlich an. Dies betrifft nicht nur mikrobiologische Aspekte, sondern auch die Breite des einzuhaltenden pH-Bereichs, die Isotonie oder die maximale Partikelgröße disperser Zubereitungen. Grundsätzlich gilt: Je höher die Qualitätsanforderungen an ein Arzneimittel, desto schwieriger sind diese einzuhalten und desto größer ist auch das Risiko für den Patienten, falls Letzteres nicht gelingt.

Doch nicht nur die aus der Physiologie des Applikationsortes resultierenden Qualitätsanforderungen sind bei der Festlegung des Risikofaktors zu berücksichtigen, auch den aus der **unterschiedlichen Bioverfügbarkeit** herrührenden Risikounterschieden ist Rechnung zu tragen. So ist die Resorption von Dermatika und damit auch das Risiko systemischer Nebenwirkungen aufgrund der Barriereeigenschaften der Haut vergleichsweise gering. Demgegenüber werden oral oder rektal verabreichte Arzneimittel über die Darmschleimhaut deutlich schneller und besser resorbiert, womit im Falle eines Qualitätsmangels auch ein potentiell höheres Patientenrisiko einhergeht. Bei der parenteralen Verabreichung von **i. v.-Injektionen entfällt der Resorptionsvorgang** sogar vollständig, da die Zubereitung unmittelbar in das zentrale Kompartiment gespritzt wird und damit sofort und zu 100 % bioverfügbar ist. Zudem kann bei Parenteralia die **Arzneimittelexposition** nach erfolgter Verabreichung auch im Falle schwerer Unverträglichkeitsreaktionen, anders als bei den meisten topisch applizierten Darreichungsformen, nicht mehr **unterbrochen** werden. Auch hieraus ergibt sich ein höherer Risikofaktor für diese Zubereitungsart.

Defekturprüfung
Risikobeurteilung

Art der Zubereitung

Art der Zubereitung	Risikofaktor
Parenteralia	5
Ophthalmika in der Chirurgie / bei traumatischen Verletzungen	4
Inhalanda	4
Enteral bzw. vaginal applizierte Darreichungsformen (steril)	4
Topisch applizierte Darreichungsformen (steril)	4
Ophthalmika am unverletzten Auge	3
Enteral bzw. vaginal applizierte Darreichungsformen (unsteril)	3
Topisch applizierte Darreichungsformen (unsteril)	1

Defekturprüfung
Risikobeurteilung

Inhärente Risiken des Wirkstoffs

Inhärente Risiken des Wirkstoffs	Risikofaktor
Hohes Risiko	5
Mittleres Risiko	3
Geringes Risiko	1

Bei der Einstufung des Risikos eines Wirkstoffs werden mindestens folgende Kriterien berücksichtigt: pharmazeutische Qualität (Arzneibuchkonformität), Kanzerogenität, Mutagenität, therapeutische Breite, Allergierisiko, Umwelttoxizität, Stabilität (Licht, Sauerstoff, Temperatur, pH-Wert-Änderungen, etc.), Dosierung

Pflichtschulung Prüfung | © Deutscher Apotheker Verlag   Folie 25

Inhärente Risiken des Wirkstoffs

Neben dem vagen Schema für die Klassifizierung in Wirkstoffe geringen, mittleren und hohen Risikos liefert die Europarats-Resolution CM/ResAP(2011)1 auch einen Katalog von Kriterien, die bei der Einstufung mindestens zu berücksichtigen sind. Ausführungen dazu, wie diese Einzelkriterien konkret zu bewerten und im Verhältnis zueinander zu gewichten sind, fehlen jedoch. Um eine **transparente, nachvollziehbare und vor allem auch standardisierte Risikobewertung** in der Apotheke zu ermöglichen, wurde daher das nachfolgende Bewertungsschema entwickelt (Ziegler 2014):

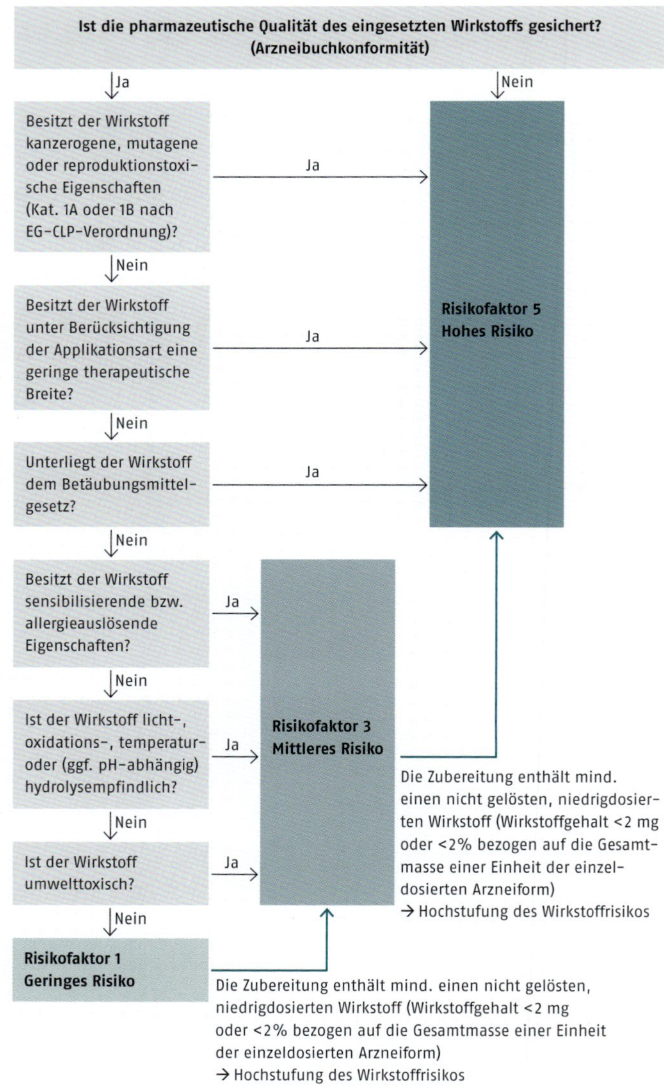

Die Abbildung finden Sie zusätzlich in den Kopiervorlagen, eingeordnet hinter der Präsentation. Eine Liste mit der Einstufung von rund 200 Wirkstoffen finden Sie in Ziegler, Defektur (2014).

Defekturprüfung

Risikobeurteilung

Inhärente Risiken des Wirkstoffs

Inhärente Risiken des Wirkstoffs	Risikofaktor
Hohes Risiko	5
Mittleres Risiko	3
Geringes Risiko	1
Bei der Einstufung des Risikos eines Wirkstoffs werden mindestens folgende Kriterien berücksichtigt: pharmazeutische Qualität (Arzneibuchkonformität), Kanzerogenität, Mutagenität, therapeutische Breite, Allergierisiko, Umwelttoxizität, Stabilität (Licht, Sauerstoff, Temperatur, pH-Wert-Änderungen, etc.), Dosierung	

Defekturprüfung
Risikobeurteilung

Herstellungsprozess

Herstellungsprozess	Risikofaktor
Aseptische Herstellung	5
Aseptische Herstellung mit Sterilisation im Endbehältnis	4
Befüllen von Kapseln	3
Gießen von Suppositorien	3
Lösen und Mischen	2
Verdünnen	2
Abfüllen nicht steriler Zubereitungen	1

Pflichtschulung Prüfung | Folie 26

Herstellungsprozess

Ein Teil des von einem Arzneimittel potentiell ausgehenden Patientenrisikos resultiert aus möglichen Herstellungsfehlern, die ihrerseits mit den **prozessimmanenten Fehlerquellen** des jeweiligen Herstellungsvorgangs korrelieren. Je komplexer der Prozess, desto größer sind auch Vielfalt und Anzahl möglicher Fehlerquellen, die einen nachteiligen Einfluss auf die Qualität des Arzneimittels haben können. Während bei der Abfüllung einer Lösung – außer etwaigen Fehlern bei der volumetrischen Dosierung – kaum relevante **Störgrößen** zu erwarten sind, kommen bei einer Sterilisation zahlreiche weitere potentielle Fehlerquellen hinzu, etwa die Auswahl eines adäquaten Sterilisationsverfahrens bzw. die Einhaltung der festgelegten Sterilisationsbedingungen. Doch nicht nur in ihrer **Anzahl**, auch hinsichtlich ihrer **möglichen Auswirkungen** unterscheiden sich die **Fehlerquellen** der beiden exemplarisch genannten Herstellungsprozesse. So stellt die Unterfüllung des Abgabebehältnisses zwar einen Qualitätsmangel des entsprechenden Arzneimittels dar, bedingt aber kein unmittelbares Gesundheitsrisiko für den Patienten, anders hingegen, wenn etwa der Sterilisationsprozess versagt und bei einem möglicherweise immunsupprimierten Patienten eine mikrobiell verunreinigte Zubereitung appliziert wird. Dieses einfache Beispiel veranschaulicht die Notwendigkeit verschiedenen Herstellprozessen unterschiedliche Risikofaktoren zuzuweisen.

Defekturprüfung
Risikobeurteilung

Herstellungsprozess

Herstellungsprozess	Risikofaktor
Aseptische Herstellung	5
Aseptische Herstellung mit Sterilisation im Endbehältnis	4
Befüllen von Kapseln	3
Gießen von Suppositorien	3
Lösen und Mischen	2
Verdünnen	2
Abfüllen nicht steriler Zubereitungen	1

Defekturprüfung
Risikobeurteilung

Abgabeort

Abgabeort (Mengenverhältnis der inner- bzw. außerhalb der herstellenden Apotheke abgegebenen Packungseinheiten)	Risikofaktor
Abgabe ausschließlich außerhalb der herstellenden Apotheke	5
Abgabe von mehr als 75 % außerhalb der herstellenden Apotheke	4
Abgabe von mehr als 50 % außerhalb der herstellenden Apotheke	3
Abgabe von mehr als 25 % außerhalb der herstellenden Apotheke	2
Abgabe hauptsächlich in der herstellenden Apotheke	1

Pflichtschulung Prüfung | © Deutscher Apotheker Verlag | Folie 27

Abgabeort

Auch die Art und Weise der Abgabe hat gem. Resolution des Europarats Auswirkungen auf das Risiko, das von einem Arzneimittel ausgeht (Europarat 2011). Dem liegt die Annahme zugrunde, dass sich ein Patient bei etwaigen Unverträglichkeitsreaktionen, Stabilitätsproblemen o. ä. vorrangig an die Abgabestelle des Arzneimittels wenden wird. Sind **Abgabestelle und Herstellbetrieb** identisch, kann dieser unmittelbar auf derlei Patientenberichte reagieren und etwaige Restbestände der betreffenden Charge ggf. verwerfen, wodurch sichergestellt wird, dass keine weiteren Patienten ein Arzneimittel der möglicherweise mangelhaften Charge erhalten. Durch diese direkte **Interventionsmöglichkeit** wird das Risiko für das Patientenkollektiv als Ganzes entsprechend reduziert. Erfolgt die Abgabe auch außerhalb der herstellenden Apotheke führt dies zu einer Zersplitterung des Patientenkollektivs, das ein bestimmtes Defekturarzneimittel erhält. Die an verschiedenen Stellen einlaufenden **Patientenrückmeldungen** müssen erst mühsam zusammengeführt werden, bevor ein auf eventuelle Probleme hindeutendes Signal erkannt werden kann. Mit den längeren Informationswegen geht zudem die Gefahr von Informationsverlusten einher. Eine möglicherweise notwendige Intervention der herstellenden Apotheke wird dadurch erschwert, zumindest aber verzögert, wodurch sich das Patientenrisiko verständlicherweise erhöht. Dementsprechend bewertet die Resolution des Europarats das Risiko **umso geringer, je ausgeprägter und unmittelbarer der Patientenkontakt der herstellenden Apotheke ist**. Umgekehrt wird der höchste Risikofaktor für den Fall vergeben, dass der Herstellbetrieb überhaupt nicht in die Abgabe des von ihm hergestellten Arzneimittels eingebunden ist.

Hierzulande dürfte die abgebende Apotheke in der weit überwiegenden Zahl der Fälle mit der herstellenden Apotheke identisch und das Entscheidungskriterium „Abgabe“ dementsprechend mit dem Risikofaktor 1 zu bewerten sein. Dies ist nicht zuletzt auf die deutsche Rechtslage zurückzuführen, die dem Arzneimittelbezug zwischen Apotheken enge Grenzen setzt. Denkbar und mit den Vorgaben der Apothekenbetriebsordnung vereinbar wäre es allerdings, dass der Inhaber einer Mehrbetriebserlaubnis für verschiedene Filialen die Defekturherstellung so organisiert, dass eine **Apotheke im Filialverbund** herstellt und die anderen Apotheken das fertige Defekturarzneimittel nach § 17 Abs. 6c Satz 2 Nr. 2 ApBetrO von der herstellenden Filiale beziehen (Cyran, Rotta 2012). In diesem Fall wäre das Risiko der Zubereitung mit einem höheren Risikofaktor zu bewerten.

Defekturprüfung
Risikobeurteilung

Abgabeort

Abgabeort (Mengenverhältnis der inner- bzw. außerhalb der herstellenden Apotheke abgegebenen Packungseinheiten)	**Risikofaktor**
Abgabe ausschließlich außerhalb der herstellenden Apotheke	5
Abgabe von mehr als 75 % außerhalb der herstellenden Apotheke	4
Abgabe von mehr als 50 % außerhalb der herstellenden Apotheke	3
Abgabe von mehr als 25 % außerhalb der herstellenden Apotheke	2
Abgabe hauptsächlich in der herstellenden Apotheke	1

Defekturprüfung
Gesamtrisikoscore

Der Gesamtrisikoscore ergibt sich aus dem Produkt der einzelnen Risikofaktoren

Dexpanthenol-Creme 5 %	Risikofaktor
Jährliche Produktionsmenge: 20.000 g	2
Darreichungsform: Topisch appliziert (unsteril)	1
Inhärente Risiken des Wirkstoffs: geringes Risiko	1
Herstellungsprozess: Lösen und Mischen	2
Abgabeort: hauptsächlich in der herstellenden Apotheke	1
Gesamtrisikoscore	**4**

Pflichtschulung Prüfung | © Deutscher Apotheker Verlag — Folie 28

Zum Zwecke der Nachvollziehbarkeit sollte die **Risikobeurteilung eines Defekturarzneimittels** dokumentiert werden (Pharm. Helv. XI 2012; Ph. Eur.). Nur so kann gegenüber Pharmazieraten/Überwachungsbehörden schlüssig dargelegt werden, welche rationalen Entscheidungen bei der Auswahl bestimmter Prüfmethoden zugrunde gelegt wurden. Hierfür eignet sich beispielsweise nachfolgendes Protokollformular. Der zu ermittelnde **Gesamtrisikoscore** ergibt sich durch **Multiplikation der einzelnen Risikofaktoren**.

Risikobeurteilung für Defekturarzneimittel

Modifiziert nach Resolution CM/ResAP(2011)1 des Europarats

Defekturarzneimittel: Dexpanthenol-Creme 5 % Applikationsart: dermal

Inhaltsstoffe	Menge
Dexpanthenol	5,00 g
Wasserfreie Citronensäure	0,03 g
Gereinigtes Wasser	5,00 g
Basiscreme DAC	ad 100,00 g

Jährliche Produktionsmenge (eingetragen: 1)

Faktor	Flüssige Arzneiformen (einschl. Augentropfen) in üblichen Packungseinheiten	Feste, oral applizierte Arzneiformen (z.B. Kapseln) in Stück	Feste, rektal oder vaginal applizierte Arzneiformen (z.B. Suppositorien) in Stück	Halbfeste Arzneiformen oder Teemischungen in Gramm
5	> 3.000	> 180.000	> 60.000	> 300.000
4	1.500 – 3.000	90.000 – 180.000	30.000 – 60.000	150.000 – 300.000
3	750 – 1.499	45.000 – 89.999	15.000 – 29.999	75.000 – 149.999
2	150 – 749	9.000 – 44.999	3.000 – 14.999	15.000 – 74.999
1	< 150	< 9.000	< 3.000	< 15.000

Applikationsart und Darreichungsform (eingetragen: 1)

Faktor	Applikationsart und Darreichungsform
5	Parenteralia
4	Ophthalmika in der Chirurgie oder bei traumatischen Verletzungen
4	Inhalanda
4	Enteral bzw. vaginal applizierte Darreichungsformen (steril)
4	Topisch applizierte Darreichungsformen (steril)
3	Ophthalmika am unverletzten Auge
3	Enteral bzw. vaginal applizierte Darreichungsformen (unsteril)
2	Teemischungen
1	Topisch applizierte Darreichungsformen (unsteril)

Inhärente Risiken des Wirkstoffs (eingetragen: 1)

Faktor	Inhärente Risiken des Wirkstoffs	
5	Hohes Risiko	Bei der Einstufung des Risikos eines Wirkstoffs werden mindestens folgende Kriterien berücksichtigt: pharmazeutische Qualität (Arzneibuchkonformität), Kanzerogenität, Mutagenität, Reproduktionstoxizität, therapeutische Breite, Betäubungsmittel, Allergierisiko, Umwelttoxizität, Stabilität (Licht, Sauerstoff, Temperatur, pH-Wert), Dosierung
3	Mittleres Risiko	
1	Geringes Risiko	

Herstellungsprozess (eingetragen: 2)

Faktor	Herstellungsprozess
5	Aseptische Herstellung
4	Aseptische Herstellung mit Sterilisation im Endbehältnis
3	Befüllen von Kapseln
3	Gießen von Suppositorien/Ovula
2	Lösen und Mischen
2	Verdünnen
1	Abfüllen nicht steriler Zubereitungen

Abgabe (eingetragen: 1)

Faktor	Mengenverhältnis der inner- bzw. außerhalb der herstellenden Apotheke abgegebenen Packungseinheiten
5	Abgabe ausschließlich außerhalb der herstellenden Apotheke
4	Abgabe von mehr als 75 % außerhalb der herstellenden Apotheke
3	Abgabe von mehr als 50 % außerhalb der herstellenden Apotheke
2	Abgabe von mehr als 25 % außerhalb der herstellenden Apotheke
1	Abgabe hauptsächlich in der herstellenden Apotheke

1 x 1 x 1 x 2 x 1 = 2

Gesamtrisikoscore	Risikoklasse
2	☒ niedrig (Gesamtrisikoscore < 30) ☐ mittel (Gesamtrisikoscore 30 – 100) ☐ hoch (Gesamtrisikoscore > 100)

Defekturprüfung
Gesamtrisikoscore

Der Gesamtrisikoscore ergibt sich aus dem Produkt der einzelnen Risikofaktoren

Dexpanthenol-Creme 5 %	Risikofaktor
Jährliche Produktionsmenge: 20.000 g	2
Darreichungsform: Topisch appliziert (unsteril)	1
Inhärente Risiken des Wirkstoffs: geringes Risiko	1
Herstellungsprozess: Lösen und Mischen	2
Abgabeort: hauptsächlich in der herstellenden Apotheke	1
Gesamtrisikoscore	**4**

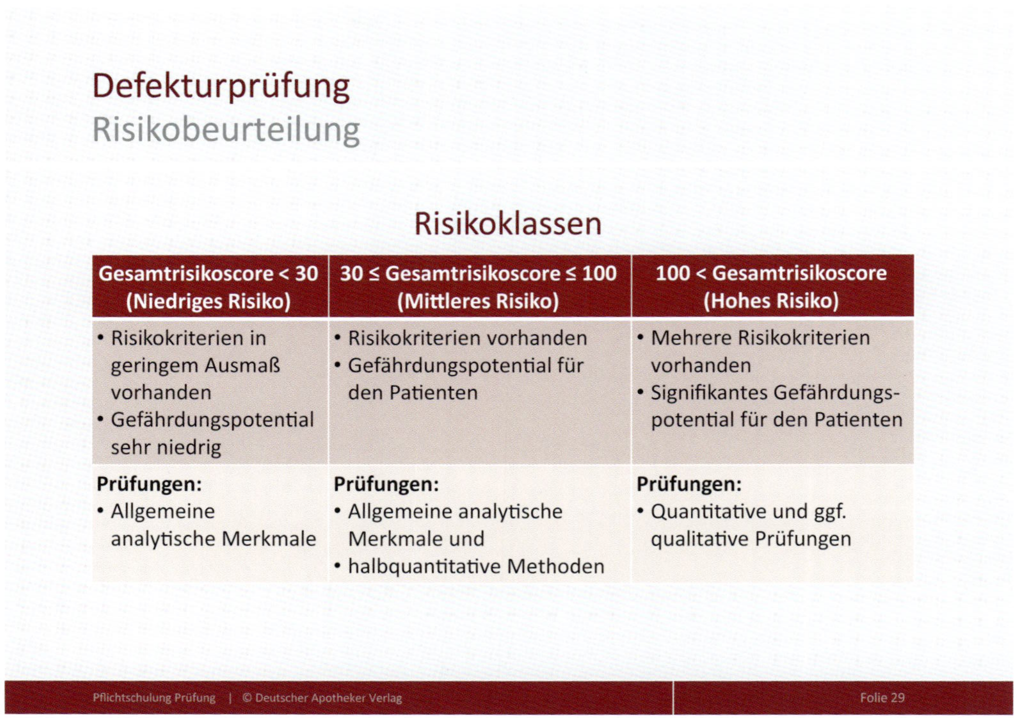

Gesamtrisikoscore < 30 (Niedriges Risiko)	30 ≤ Gesamtrisikoscore ≤ 100 (Mittleres Risiko)	100 < Gesamtrisikoscore (Hohes Risiko)
• Risikokriterien in geringem Ausmaß vorhanden • Gefährdungspotential sehr niedrig	• Risikokriterien vorhanden • Gefährdungspotential für den Patienten	• Mehrere Risikokriterien vorhanden • Signifikantes Gefährdungspotential für den Patienten
Prüfungen: • Allgemeine analytische Merkmale	**Prüfungen:** • Allgemeine analytische Merkmale und • halbquantitative Methoden	**Prüfungen:** • Quantitative und ggf. qualitative Prüfungen

Gesamtrisikoscore

Gemäß Resolution CM/ResAP(2011)1 des Europarats ergibt sich durch **Multiplikation der fünf einzelnen Risikofaktoren ein Gesamtrisikoscore**, aus dem sich die Anforderungen bei der Prüfung von Defekturarzneimitteln ableiten lassen. Unter der Voraussetzung, dass eine angemessene Risikobewertung erzielt wird, sind auch **andere Methoden zur Risikobewertung zulässig**. Das hier vorgestellte Konzept basiert, soweit als möglich, auf den international konsentierten Empfehlungen des Europarats, berücksichtigt aber – wo notwendig oder vorgesehen – die Spezifika des deutschen Apothekenwesens sowie die verlautbarten Positionen einschlägiger Fachkreise bzw. nationaler Überwachungsinstanzen.
Liegt der Gesamtrisikoscore einer Zubereitung bei 100 oder darüber, so besitzt sie ein hohes, zwischen 30 und 100 ein mittleres und darunter ein niedriges Risiko (weitergehende Erläuterungen s. Ziegler, Defektur 2014).

Abgeleiteter Prüfungsumfang

Es ist Konsens der pharmazeutischen Fachkreise, dass unter der in § 8 ApBetrO geforderten Defekturarzneimittelprüfung keine vollumfängliche Identitäts-, Gehalts- und Reinheitsprüfung zu verstehen ist. Zur Frage, in welchem **Verhältnis Prüfaufwand und Risikopotential** eines Arzneimittels zueinander stehen müssen, gibt es bislang nur wenige und weitgehend unkonkrete Anhaltspunkte. Der DAC sieht in Anlage J eine Einteilung in **drei Risikogruppen** vor, aus denen allgemein gehaltene Anforderungen an die durchzuführenden Prüfungen abgeleitet werden (DAC/NRF 2013):

Niedriges Risiko → allgemeine analyt. Merkmale
Mittleres Risiko → allgemeine analyt. Merkmale und halbquantitative Methoden
Hohes Risiko → quantitative und ggf. qualitative Prüfungen

Die Kriterien, die bei der Einstufung in Betracht zu ziehen sind, werden im DAC zwar genannt, wie die Eingruppierung konkret zu erfolgen hat, bleibt jedoch offen. Um den für die Festlegung der durchzuführenden Prüfungen Verantwortlichen eine konkrete Hilfestellung zu geben, wird hier eine Brücke zwischen der Risikobewertung gem. Resolution CM/ResAP(2011)1 und dem **risikobasierten Drei-Stufen-Modell** gem. DAC (DAC/NRF 2015) geschaffen, die es erlaubt, aus dem Gesamtrisikoscore eines Defekturarzneimittels unmittelbar die Anforderungen hinsichtlich des analytischen Aufwands abzuleiten.

Defekturprüfung
Risikobeurteilung

Risikoklassen

Gesamtrisikoscore < 30 (Niedriges Risiko)	30 ≤ Gesamtrisikoscore ≤ 100 (Mittleres Risiko)	100 < Gesamtrisikoscore (Hohes Risiko)
• Risikokriterien in geringem Ausmaß vorhanden • Gefährdungspotential sehr niedrig	• Risikokriterien vorhanden • Gefährdungspotential für den Patienten	• Mehrere Risikokriterien vorhanden • Signifikantes Gefährdungspotential für den Patienten
Prüfungen: • Allgemeine analytische Merkmale	**Prüfungen:** • Allgemeine analytische Merkmale und • halbquantitative Methoden	**Prüfungen:** • Quantitative und ggf. qualitative Prüfungen

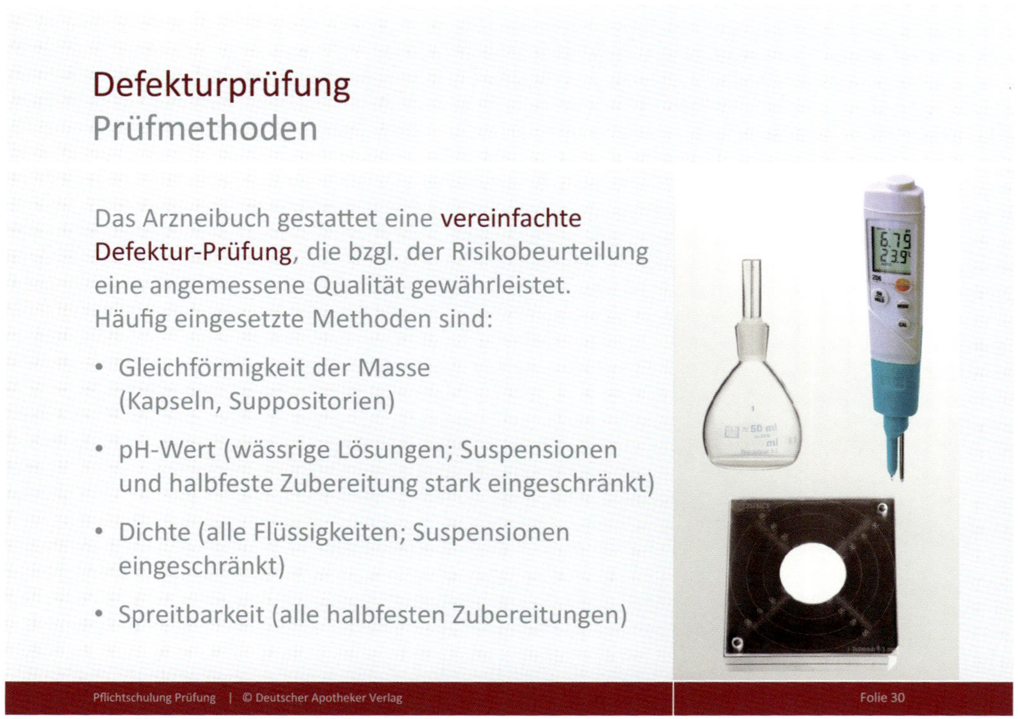

Die Ph. Eur.-Monographie „Pharmazeutische Zubereitungen“ legitimiert es, den Freigabeentscheid bei Defekturarzneimitteln auf einfache analytische Merkmale zu stützen. Dort heißt es im Bezug auf Defekturarzneimittel: In den Fällen, in denen es unmöglich ist, Arzneibuchprüfungen durchzuführen (z. B. aufgrund der Chargengröße, der begrenzten Zeit), werden **andere geeignete Methoden** eingesetzt, um zu gewährleisten, dass die angemessene Qualität in Bezug auf die durchgeführte **Risikobeurteilung** und die gesetzlichen Anforderungen erzielt wird. (Ph. Eur.)

In Abhängigkeit von der jeweiligen Risikoklasse kommen beispielsweise folgende Prüfmethoden in Frage:

	Niedriges Risiko	Mittleres Risiko	Hohes Risiko
Kapseln	• Gleichförmigkeit der Masse	• Dünnschicht-chromatographie (halbquantitativ) • Gravimetrie • Brechungsindex[1] • Optische Drehung[1] • Leitfähigkeit[1]	• Identität • Gehalt • ggf. Sterilität
Suppositorien Ovula	• Gleichförmigkeit der Masse • Zerfallszeit		
Lösungen	• Dichte • pH-Wert • Brechungsindex		
Suspensionen	• pH-Messung • Mikroskopie: Partikelgröße • Sedimentationsanalyse		
Emulsionen	• Dichte • pH-Wert • Mikroskopie: Tröpfchengröße		
Cremes	• Extensometrie (Spreitbarkeit) • Phasenlage • Wasseraufnahmevermögen		
Gele	• Extensometrie (Spreitbarkeit) • pH-Messung (Hydrogele)		
Pasten	• Extensometrie (Spreitbarkeit) • Grindometrie • Mikroskopie: Partikelgröße • Wasseraufnahmevermögen		
Salben	• Extensometrie • Wasseraufnahmevermögen		

[1] Die Methode ist nur geeignet, wenn sie für das jeweilige Defekturarzneimittel (halb-)quantitative Rückschlüsse auf den Wirkstoffgehalt erlaubt. Eine ausführliche Begründung zur Eignung der o.g. Methoden findet sich in Ziegler, Defektur (2014).

Defekturprüfung
Prüfmethoden

Das Arzneibuch gestattet eine **vereinfachte Defektur-Prüfung**, die bzgl. der Risikobeurteilung eine angemessene Qualität gewährleistet.
Häufig eingesetzte Methoden sind:

- Gleichförmigkeit der Masse (Kapseln, Suppositorien)
- pH-Wert (wässrige Lösungen; Suspensionen und halbfeste Zubereitung stark eingeschränkt)
- Dichte (alle Flüssigkeiten; Suspensionen eingeschränkt)
- Spreitbarkeit (alle halbfesten Zubereitungen)

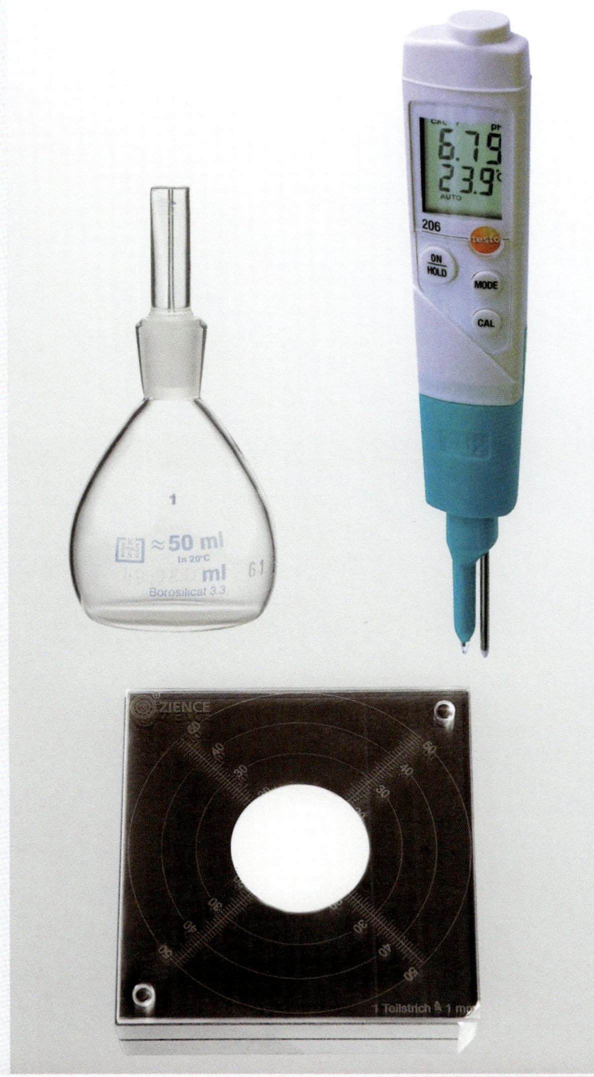

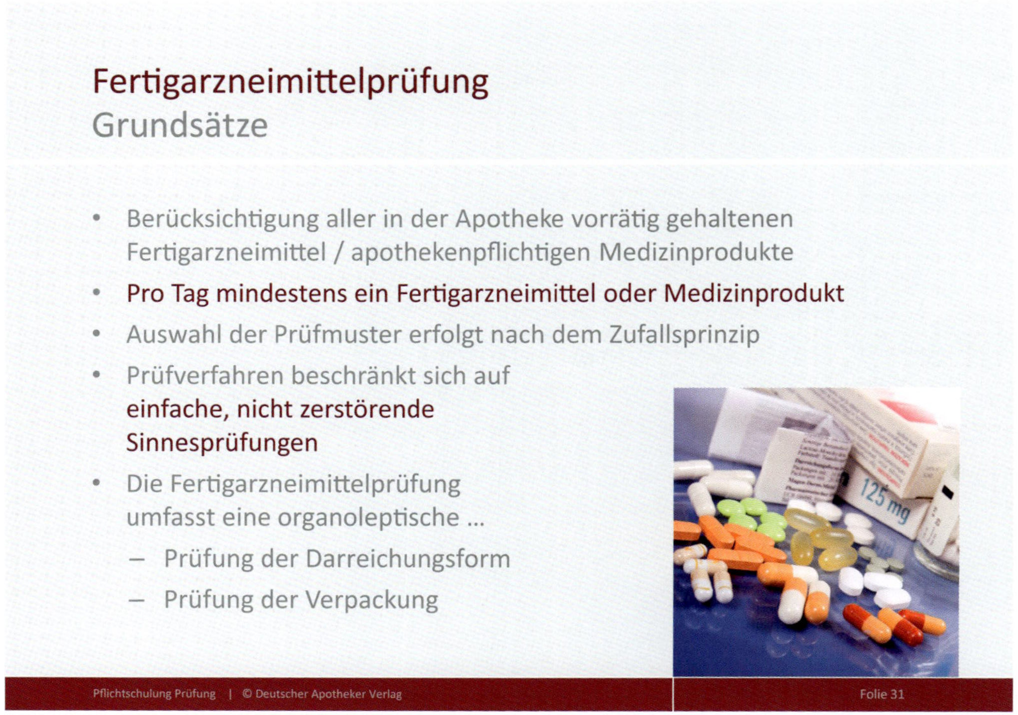

Berücksichtigung aller Fertigarzneimittel / apothekenpflichtigen Medizinprodukte

Bei der Prüfung sollten alle in der Apotheke vorrätig gehaltenen Fertigarzneimittel und apothekenpflichtigen Medizinprodukte berücksichtigt werden. Zu den apothekenpflichtigen **Medizinprodukten** zählen:

- Hämodialysekonzentrate
- Medizinprodukte, die einen Stoff oder eine Zubereitung aus Stoffen enthalten oder auf die solche aufgetragen sind, die bei gesonderter Verwendung als apotheken- bzw. verschreibungspflichtig einzustufen sind.
- Intrauterinpessare zur Empfängnisverhütung
- Oral zu applizierende Sättigungspräparate auf Cellulosebasis

Häufigkeit der Prüfung

Aufgrund der Vielzahl der im Handel befindlichen Fertigarzneimittel und apothekenpflichtigen Medizinprodukte sollte **pro Tag mindestens ein Fertigarzneimittel bzw. Medizinprodukt** geprüft werden. Die Prüfung kann täglich mit einem Prüfmuster oder einmal pro Woche mit sechs Prüfmustern durchgeführt werden. Die Anzahl versteht sich einschließlich, nicht zuzüglich, der Prüfung von apothekenpflichtigen Medizinprodukten.

Auswahl nach dem Zufallsprinzip

Nach § 12 Abs. 1 ApBetrO sind Fertigarzneimittel und apothekenpflichtige Medizinprodukte **„stichprobenweise“** zu prüfen. Damit muss bei der Probenahme sichergestellt sein, dass die Auswahl der überprüften Präparate zufällig erfolgt. Eine gezielte Auswahl der Prüfmuster ist jedoch dann vorzunehmen, wenn in der **Fachpresse auf Qualitätsmängel bestimmter Fertigarzneimittel hingewiesen** wird oder wenn Patienten durch **Reklamationen** auf spezielle Mängel aufmerksam machen.

Prüfumfang

Das Prüfverfahren beschränkt sich **auf einfache, nicht zerstörende Sinnesprüfungen**, sofern sich keine Anhaltspunkte für Zweifel an der ordnungsgemäßen Qualität des Produkts ergeben. Bei Verdacht auf Qualitätsmängel sollten die Prüfmuster, sofern möglich, im Vergleich mit einem identischen Muster einer anderen Charge beurteilt werden. Besteht der **Verdacht** fort, sind **weitergehende Maßnahmen** erforderlich.

Die nicht zerstörende Prüfung erstreckt sich auf folgende Prüfverfahren:

- Visuelle Prüfung (Beurteilung im Gegenlicht häufig hilfreich)
- Geruch
- Tasten, z. B. bei verblisterten Tabletten

Fertigarzneimittelprüfung
Grundsätze

- Berücksichtigung aller in der Apotheke vorrätig gehaltenen Fertigarzneimittel / apothekenpflichtigen Medizinprodukte
- **Pro Tag mindestens ein Fertigarzneimittel oder Medizinprodukt**
- Auswahl der Prüfmuster erfolgt nach dem Zufallsprinzip
- Prüfverfahren beschränkt sich auf **einfache, nicht zerstörende Sinnesprüfungen**
- Die Fertigarzneimittelprüfung umfasst eine organoleptische …
  - Prüfung der Darreichungsform
  - Prüfung der Verpackung

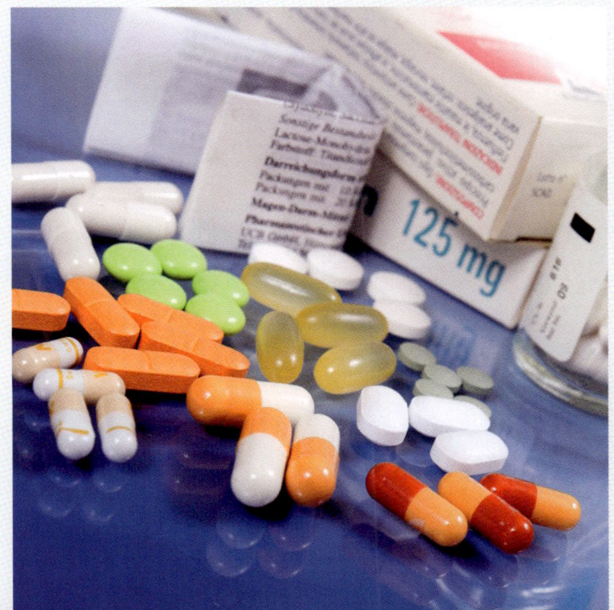

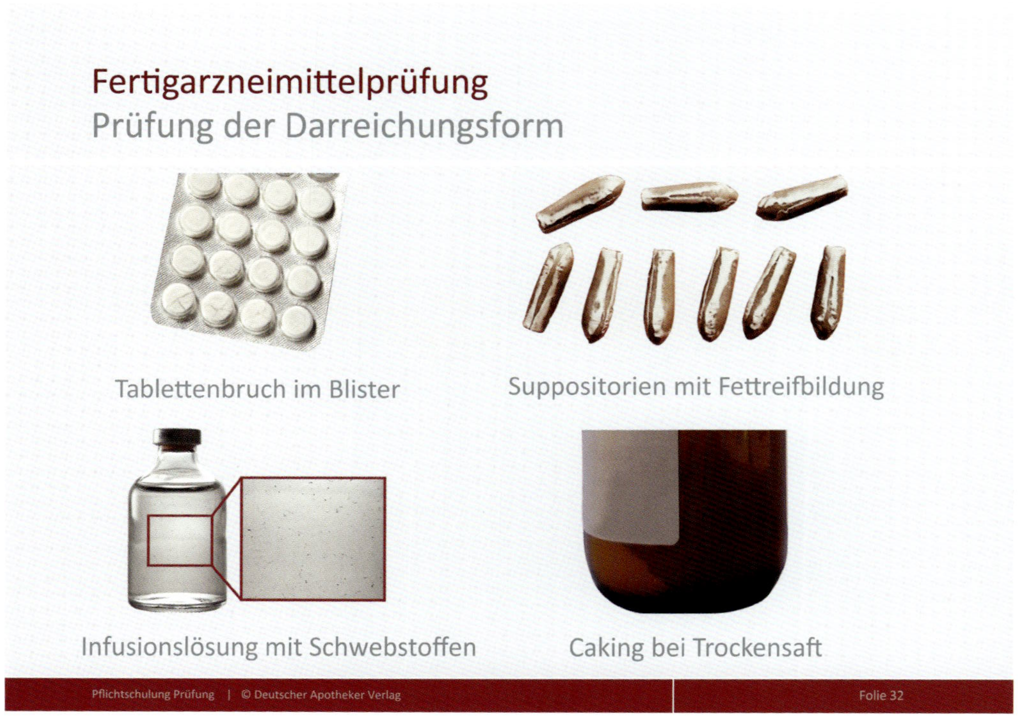

Häufige Beanstandungsgründe bei der Prüfung der Darreichungsform

Seit der Gründung der Arzneimittelkommission der Deutschen Apotheker im Jahr 1975 **nimmt die Zahl der Meldungen aus Apotheken über Arzneimittelrisiken ständig zu**. Im Jahr 2011 wurden über 8.100 Meldebögen eingesandt, die sich zu einem Großteil auf organoleptisch festgestellte Qualitätsmängel beziehen.

Nachfolgende Tabelle gibt einen Überblick über häufige, im Rahmen der **organoleptischen** Fertigarzneimittelprüfung **aufgedeckte Qualitätsmängel**.

Arzneiform	Prüfkriterium	Qualitätsmangel
Pulver Granulate	Geruch	Unangenehmer, untypischer Geruch
	Farbe	Verfärbung
	Beschaffenheit	Agglomeratbildung
Tabletten Dragees Kapseln	Farbe	Durchgängige Verfärbung, Flecken
	Geruch	Unangenehmer, untypischer Geruch
	Beschaffenheit der Oberfläche	Bruch, Abrieb, Deckelbildung, Risse, geplatzte Dragee-/Kapselhülle, Auskristallisation
Lösungen Augentropfen Nasentropfen	Aussehen	Ausfällung oder Ausflockung, Kristallisation, Trübung, Sedimentation, Schwebeteilchen
	Geruch	Unangenehmer Geruch
	Farbe	Ver- oder Entfärbung
Suspensionen	Physikalische Stabilität	Nicht aufschüttelbare Sedimente, Inhomogenität
Salben Cremes Emulsionen Suspensionen	Beschaffenheit	Inhomogen, Pulvernester, Fremdpartikel, Agglomerate, Kristalle, Flüssigkeitsaustritt, Phasentrennung, Sedimentation, Austrocknung
	Geruch	Untypischer Geruch
	Farbe	Verfärbung
Suppositorien Ovula	Beschaffenheit	Deformation, Bruch, Risse
	Geruch	Unangenehmer Geruch
	Farbe	Verfärbung
Packmittel	Dichtigkeit	Ausgelaufene Flüssigkeit
	Beschaffenheit	Bruch, Risse, spröde Kunststoffe

Fertigarzneimittelprüfung

Prüfung der Darreichungsform

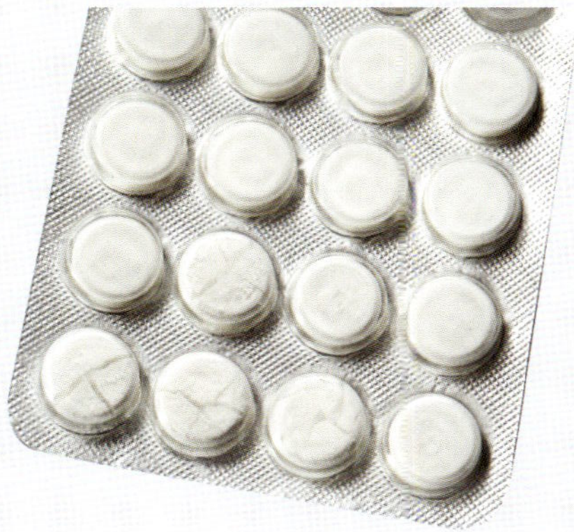

Tablettenbruch im Blister

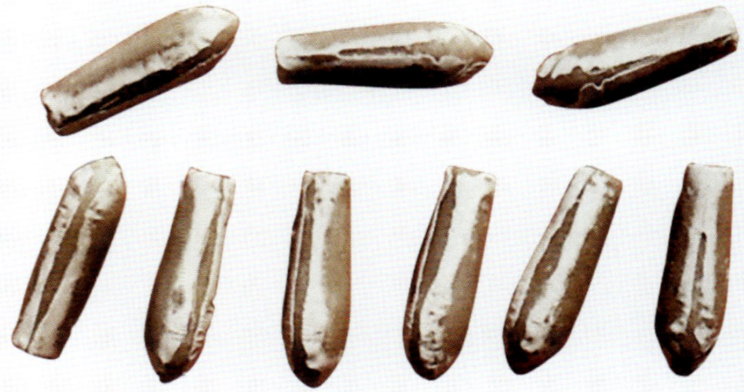

Suppositorien mit Fettreifbildung

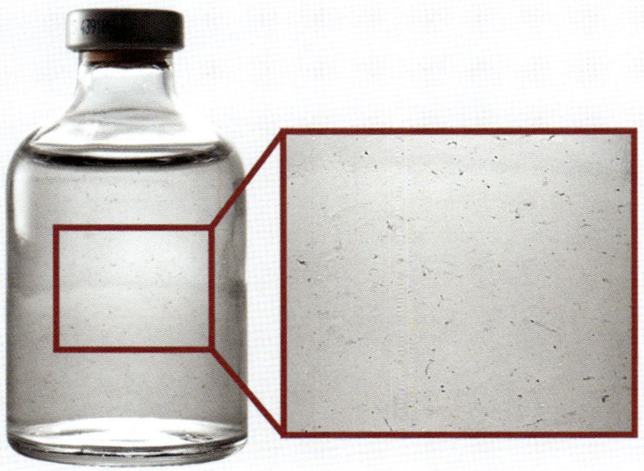

Infusionslösung mit Schwebstoffen

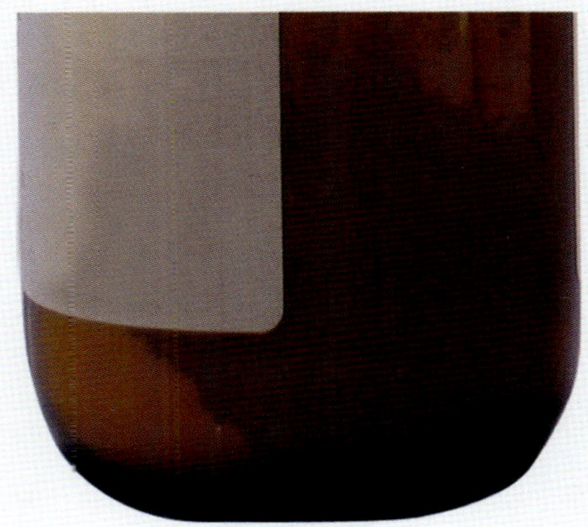

Caking bei Trockensaft

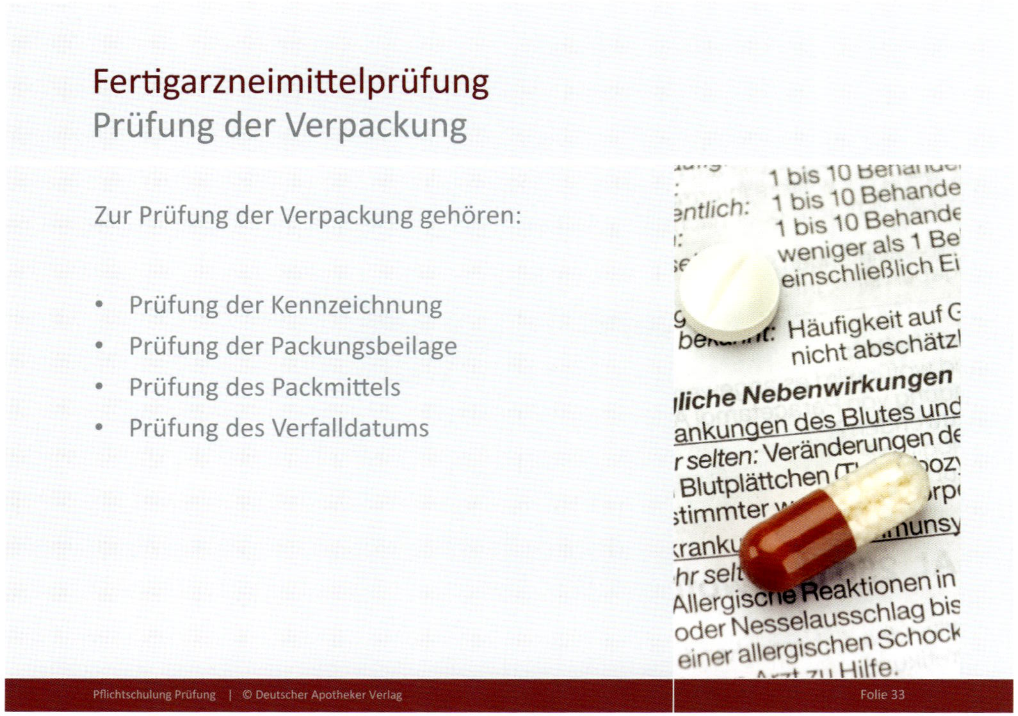

Prüfung der Kennzeichnung

Bei der Prüfung der Kennzeichnung des Fertigarzneimittels gem. §10 Abs. 1 AMG ist auf das Vorhandensein folgender Angaben zu achten:

- Name/Anschrift des pharm. Unternehmers
- Zulassungsnummer (Zul.-Nr.)
- Chargenbezeichnung bzw. Herstellungsdatum
- Art der Anwendung
- Inhalt nach Gewicht, Rauminhalt, Stückzahl
- Verfalldatum („verwendbar bis")
- Bezeichnung/Stärke/Darreichungsform, ggf. Hinweis, dass das Fertigarzneimittel zur Anwendung für Säuglinge, Kinder oder Erwachsene bestimmt ist
- Wirkstoffe nach Art und Menge sowie ggf. weitere Bestandteile nach der Art
- Hinweis „Verschreibungspflichtig" bzw. „Apothekenpflichtig", sofern erforderlich
- Hinweis, dass Arzneimittel für Kinder unzugänglich aufbewahrt werden sollen
- Warn-, Lagerungs- und Entsorgungshinweise, soweit erforderlich
- Verwendungszweck für nicht verschreibungspflichtige AM

Prüfung der Packungsbeilage

Fertigarzneimittel dürfen nur mit einer Packungsbeilage in den Verkehr gebracht werden, die die Überschrift „Gebrauchsinformation" trägt sowie alle Angaben allgemein verständlich in deutscher Sprache, in gut lesbarer Schrift und in Übereinstimmung mit der jeweiligen Fachinformation enthält.

Prüfung der Packmittel

Insbesondere ist auf die Dichtigkeit und Unversehrtheit von (Schraub-)Verschlüssen sowie der Blisterfolien bei Tabletten zu achten. Ferner muss die Chargenbezeichnung auf Primär- und Sekundarpackmitteln übereinstimmen.

Prüfung des Verfalldatums

Ein Arzneimittel, dessen Verfalldatum abgelaufen ist, darf nicht in den Verkehr gebracht werden (§8 Abs. 2 AMG). Dies gilt unabhängig davon, ob das Arzneimittel tatsächlich verdorben ist oder seine wirksamkeitsbestimmenden Bestandteile noch in der erforderlichen Menge enthält.

Als Verpackungsfehler kommen insbesondere in Betracht:

- Fehlende oder falsche Packungsbeilagen oder sonstige Beipackzettel
- Verwechslungen beim Packmaterial (falsche Blisteretiketten oder Kartonagen)
- Untermischung von Ärztemustern
- Produktverwechslungen

Fertigarzneimittelprüfung
Prüfung der Verpackung

Zur Prüfung der Verpackung gehören:

- Prüfung der Kennzeichnung
- Prüfung der Packungsbeilage
- Prüfung des Packmittels
- Prüfung des Verfalldatums

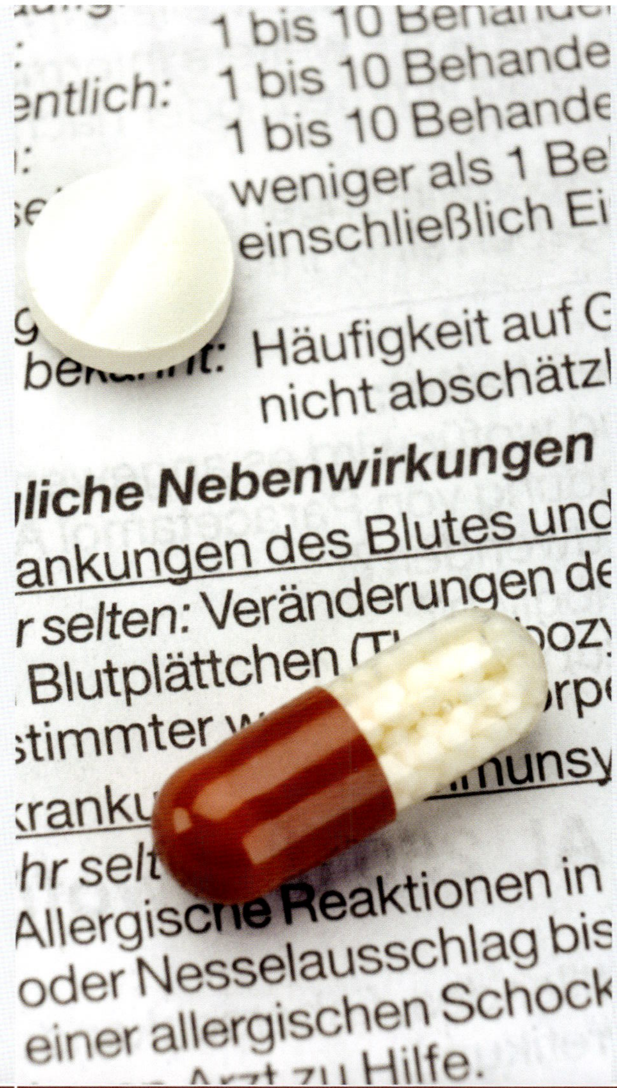

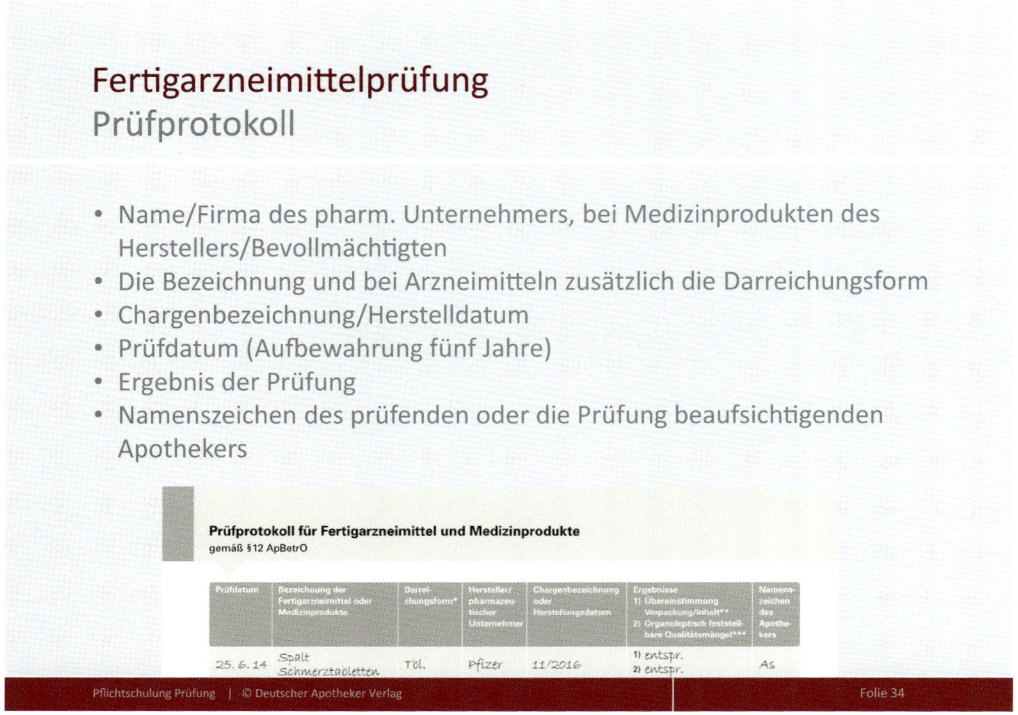

- **Dokumentationspflicht**
  Über die Prüfung der Fertigarzneimittel bzw. der apothekenpflichtigen Medizinprodukte ist ein Protokoll anzufertigen (§12 Abs. 2 ApBetrO). Das Protokoll muss **mindestens bis ein Jahr nach Ablauf des Verfalldatums**, jedoch **nicht weniger als fünf Jahre** lang in der Apotheke aufbewahrt werden (§22 Abs. 1 ApBetrO).
- **Name/Firma des pharm. Unternehmers, bei Medizinprodukten des Herstellers/Bevollmächtigten**
  Pharmazeutischer Unternehmer ist, wer als Inhaber der Zulassung oder ggf. als Inverkehrbringer auf der Verpackung angegeben ist. Hersteller eines Medizinprodukts ist die Person, die das Produkt im eigenen Namen erstmalig in Verkehr bringt. Der Bestimmung eines „europäischen" Bevollmächtigten bedarf es bei Medizinprodukten, wenn der Hersteller außerhalb des europäischen Wirtschaftsraums ansässig ist.
- **Bezeichnung und bei Arzneimitteln zusätzlich die Darreichungsform**
  Es ist die Bezeichnung anzugeben, unter der das Fertigarzneimittel bzw. Medizinprodukt in Verkehr gebracht wird, bei Arzneimitteln zusätzlich die Darreichungsform.
- **Chargenbezeichnung/Herstelldatum**
  Die Chargenbezeichnung („Ch.-B.") ist die Kennzeichnung, die vom Hersteller einer Charge zum Zweck ihrer Identifizierung gegeben wird. Das Herstellungsdatum darf nach §10 Abs. 1 Nr. 4 AMG nur dann angegeben werden, wenn das Arzneimittel nicht in Chargen hergestellt werden kann.
- **Prüfdatum**
  Das Datum der Prüfung ist für eine spätere Beurteilung der Qualität des Fertigarzneimittels bzw. apothekenpflichtigen Medizinprodukts notwendig.
- **Ergebnis der Prüfung**
  Bei der Angabe der „Ergebnisse" der Prüfung ist es nicht ausreichend, wenn zum Beispiel „o. B." (= ohne Befund) angegeben wird. Solche Angaben sind nicht aussagekräftig und lassen offen, welche Beurteilungsmerkmale einer Prüfung tatsächlich zu Grunde gelegt wurden. Wesentlich ist daher die Angabe der in die Untersuchung einbezogenen Prüfkriterien, z. B. die Übereinstimmung von Verpackung und Inhalt sowie die Abwesenheit organoleptisch feststellbarer Qualitätsmängel.
- **Namenszeichen des prüfenden oder die Prüfung beaufsichtigenden Apothekers**
  Es wird empfohlen den Namen des Unterzeichnenden auszuschreiben. Es genügt aber auch ein lesbares abgekürztes Namenszeichen (Paraphe).

Fertigarzneimittelprüfung
Prüfprotokoll

- Name/Firma des pharm. Unternehmers, bei Medizinprodukten des Herstellers/Bevollmächtigten
- Die Bezeichnung und bei Arzneimitteln zusätzlich die Darreichungsform
- Chargenbezeichnung/Herstelldatum
- Prüfdatum (Aufbewahrung fünf Jahre)
- Ergebnis der Prüfung
- Namenszeichen des prüfenden oder die Prüfung beaufsichtigenden Apothekers

Prüfprotokoll für Fertigarzneimittel und Medizinprodukte
gemäß §12 ApBetrO

Prüfdatum	Bezeichnung der Fertigarzneimittel oder Medizinprodukte	Darreichungsform*	Hersteller/ pharmazeutischer Unternehmer	Chargenbezeichnung oder Herstellungsdatum	Ergebnisse 1) Übereinstimmung Verpackung/Inhalt** 2) Organoleptisch feststellbare Qualitätsmängel***	Namenszeichen des Apothekers
25. 6. 14	Spalt Schmerztabletten	Tbl.	Pfizer	11/2016	1) entspr. 2) entspr.	As

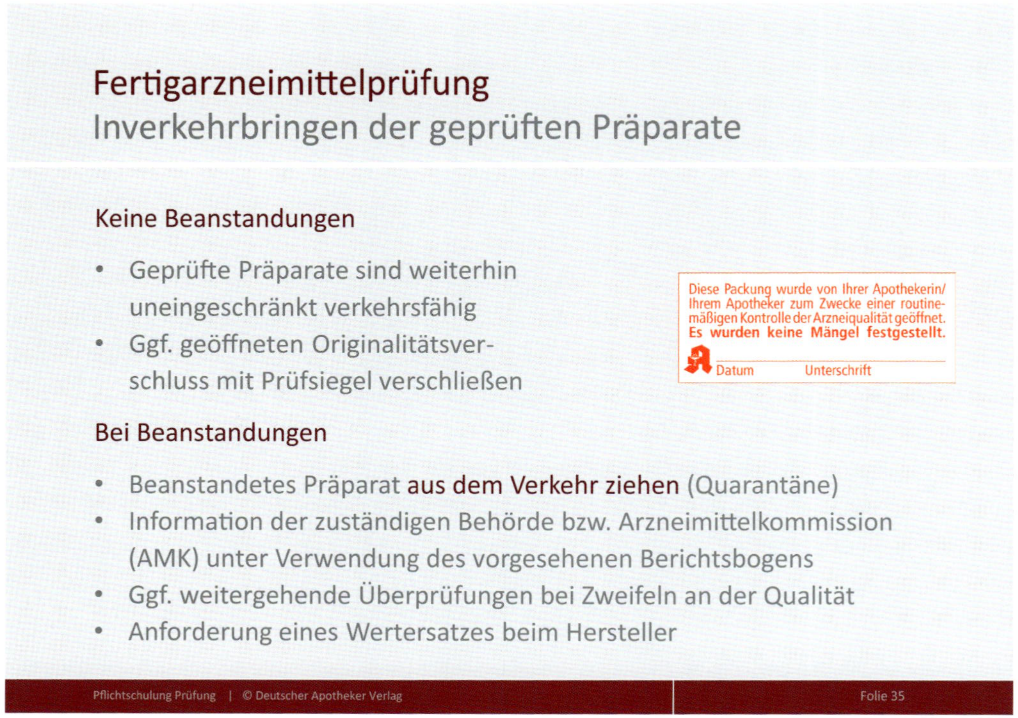

Keine Beanstandungen

Geprüfte Präparate, deren Qualität bestätigt wurde, sind **weiterhin uneingeschränkt verkehrsfähig**. Für den Fall, dass bei der Prüfung der Originalitätsverschluss (z. B. des Umkartons) zerstört werden musste, kann die Packung mit einem Prüfsiegel wieder verschlossen werden. Der Patient sollte über die Hintergründe aufgeklärt werden.

Bei Beanstandungen

Fertigarzneimittel und apothekenpflichtige Medizinprodukte, bei denen Qualitätsmängel festgestellt wurden, müssen unter geeigneter Kennzeichnung gesondert gelagert werden (§ 16 Abs. 1 ApBetrO), sodass ein **versehentliches Inverkehrbringen ausgeschlossen** ist (Quarantäne).

Ist bei Arzneimitteln die Annahme gerechtfertigt, dass ein Qualitätsmangel vorliegt, der vom Hersteller verursacht wurde, ist unverzüglich die **zuständige Behörde zu benachrichtigen** (§ 21 Nr. 3 ApBetrO). Gleichzeitig sollte die Arzneimittelkommission der Deutschen Apotheker (AMK) informiert werden. Bei mangelhaften Medizinprodukten ist es gemäß § 3 Abs. 4 MPSV ausreichend, Vorkommnisse **an die AMK zu melden**. Die AMK koordiniert ggf. Risikoabwehrmaßnahmen und leitet die Informationen an die zuständige Bundesoberbehörde weiter.

Bestehen nach der Sinnesprüfung Zweifel an der Qualität oder kann die Herkunft des Qualitätsmangels nicht eindeutig festgestellt werden, sind **weitergehende Überprüfungen einzuleiten**. In diesen Fällen kann die Apotheke das beanstandete Prüfmuster an die AMK schicken. **Betäubungsmittel** dürfen **nicht an die AMK** geschickt werden. Bei entsprechenden Beanstandungen ist mit der AMK-Geschäftsstelle Kontakt aufzunehmen, um zu besprechen, wie mit dem Reklamationsmuster verfahren werden soll. Beanstandungen von Betäubungsmitteln sollen aber in jedem Fall **dokumentiert** und der AMK gemeldet werden.

Für die Meldungen an die AMK ist der Berichtsbogen über Verdachtsfälle auf Qualitätsmängel vollständig auszufüllen und an die AMK-Geschäftsstelle zu senden. Hinweise zum korrekten Ausfüllen sind auf der Rückseite des Bogens sowie auf der Website der AMK unter www.abda-amk.de zu finden.

Eine Kopie des ausgefüllten Bogens kann zur Meldung an die zuständige Überwachungsbehörde genutzt werden. Auf der Website der AMK www.abda-amk.de kann das Formular auch direkt am Bildschirm ausgefüllt und online **per E-Mail** an die AMK gesendet werden.

In der Regel kann für das aus dem Verkehr gezogene Produkt beim Hersteller ein **Wertersatz** angefordert werden. Sollte das Reklamationsmuster an die AMK weitergeleitet worden sein, erbittet üblicherweise die AMK vom Hersteller Ersatz.

Fertigarzneimittelprüfung

Inverkehrbringen der geprüften Präparate

Keine Beanstandungen

- Geprüfte Präparate sind weiterhin uneingeschränkt verkehrsfähig
- Ggf. geöffneten Originalitätsverschluss mit Prüfsiegel verschließen

> Diese Packung wurde von Ihrer Apothekerin/Ihrem Apotheker zum Zwecke einer routinemäßigen Kontrolle der Arzneiqualität geöffnet.
> **Es wurden keine Mängel festgestellt.**
> Datum Unterschrift

Bei Beanstandungen

- Beanstandetes Präparat **aus dem Verkehr ziehen** (Quarantäne)
- Information der zuständigen Behörde bzw. Arzneimittelkommission (AMK) unter Verwendung des vorgesehenen Berichtsbogens
- Ggf. weitergehende Überprüfungen bei Zweifeln an der Qualität
- Anforderung eines Wertersatzes beim Hersteller

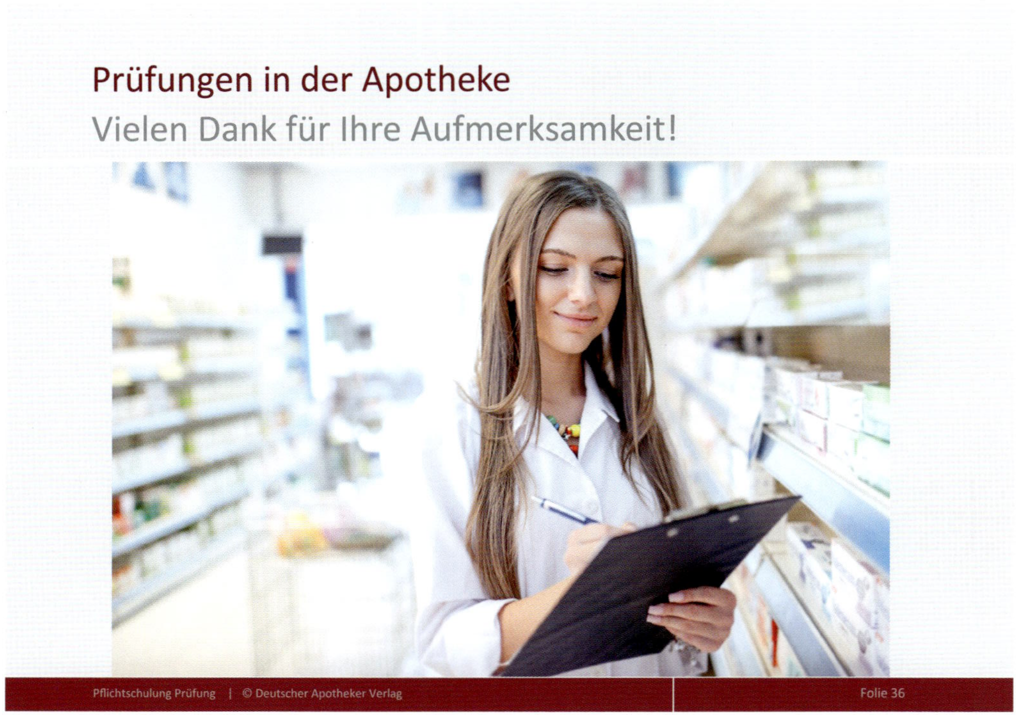

Vielen Dank für Ihre Aufmerksamkeit!

Prüfungen in der Apotheke

Vielen Dank für Ihre Aufmerksamkeit!

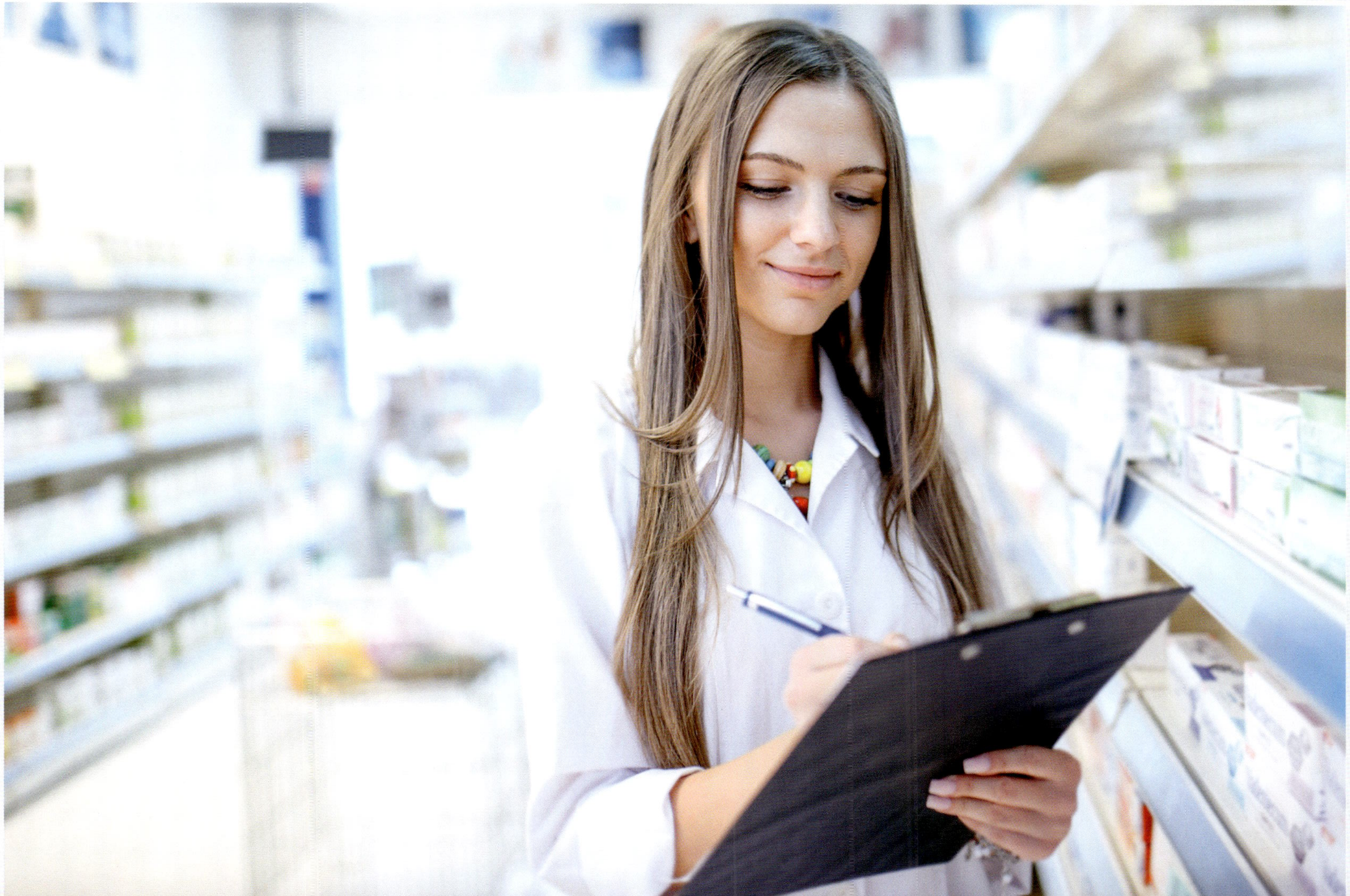

Kopiervorlagen

- Nachweis der Mitarbeiterschulung – Prüfung
- Wirkstoff-Risikobeurteilung bei Defekturen

Nachweis der Mitarbeiterschulung – Prüfung

Nach § 3 ApBetrO

Art der Unterweisung*):

- Erstunterweisung bei Neueinstellung
- Wiederholungsunterweisung (mindestens einmal jährlich)
- Sonderunterweisung bei Bedarf

Inhalte und Schwerpunkte der Unterweisung*):

- Ausgangsstoffprüfung
- Packmittelprüfung
- Rezepturarzneimittelprüfung
- Defekturarzneimittelprüfung
- Fertigarzneimittelprüfung

- ______________________________
- ______________________________
- ______________________________
- ______________________________

*) Zutreffendes ankreuzen, ggf. apothekenspezifische Inhalte ergänzen und konkretisieren

Nachweis der Mitarbeiterschulung – Prüfung

Ich wurde im Rahmen der Mitarbeiterschulung in der Prüfung von Arzneimitteln in Apotheken unterwiesen.
Mit meiner Unterschrift verpflichte ich mich, die gesetzlich festgeschriebenen Maßnahmen zu beachten.

Name	Berufsbezeichnung	Unterschrift

Datum der Unterweisung: ____________________ von __________ Uhr bis __________ U

Unterweisung durchgeführt von: ____________________

Name und Stempel der Apotheke:

Wirkstoff-Risikobeurteilung bei Defekturen

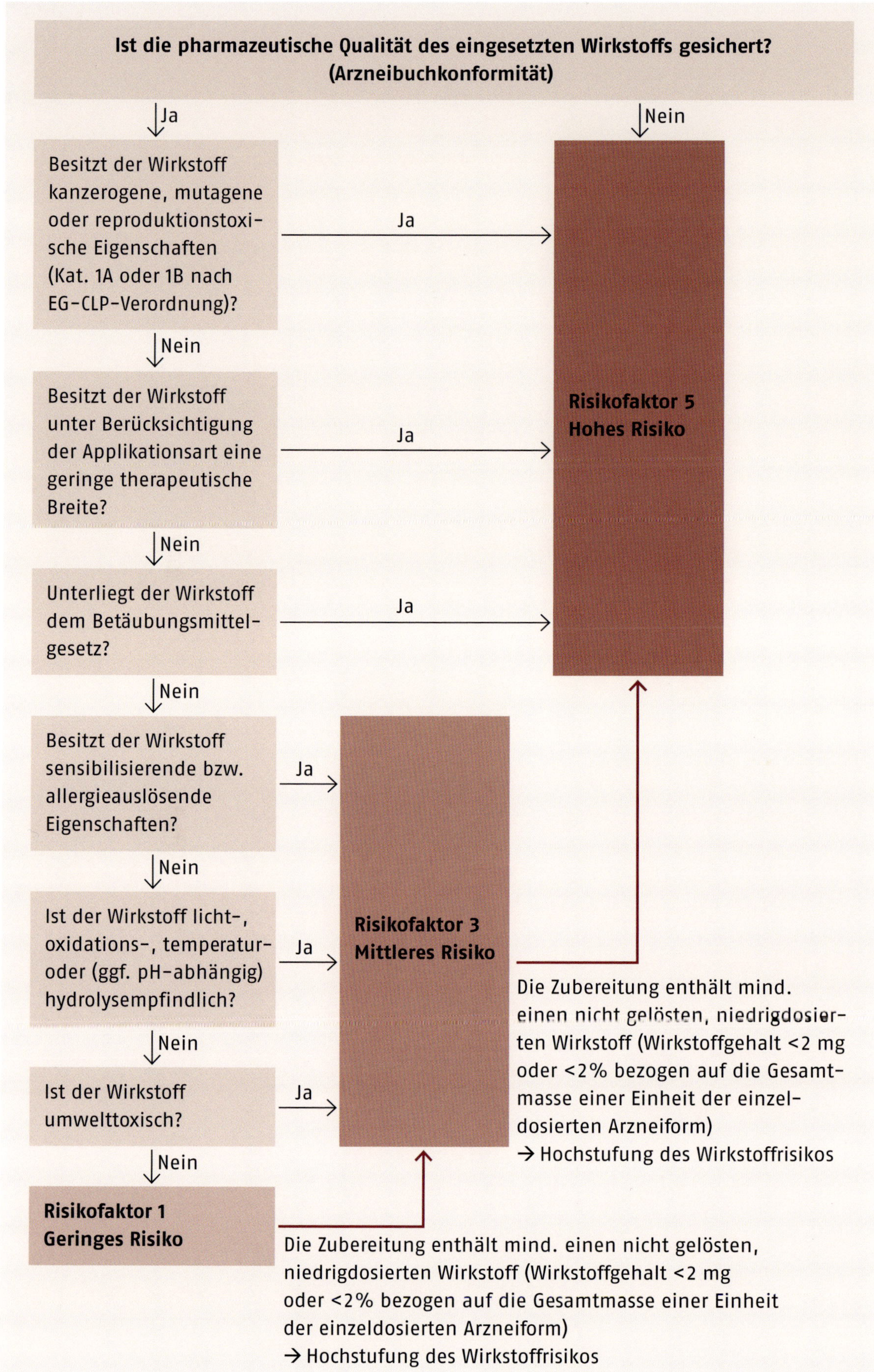

Aus Ziegler, Defektur (2014)

Literatur- und Quellenverzeichnis

Apothekenbetriebsordnung (ApBetrO). Bundesgesetzblatt. Berlin, Stand 12.06.2012

Bauer C. Defekturarzneimittel. Dtsch Apoth Ztg, 48: 64–66, 2013

Bauer C. Die neue ApBetrO. Dtsch Apoth Ztg, 47: 90–93, 2012

Breitkreuz J, Hubert M, Rohdewald P et al. Apothekergerechte Prüfvorschriften. 19. Akt.Lfg., Deutscher Apotheker Verlag, Stuttgart 2015

Bundesapothekerkammer (BAK). Kommentar zur Leitlinie der Bundesapothekerkammer zur Qualitätssicherung. Prüfung und Lagerung der Ausgangsstoffe. Eschborn, Stand 08.05.2012

Bundesapothekerkammer (BAK). Kommentar zur Leitlinie der Bundesapothekerkammer zur Qualitätssicherung. Prüfung und Lagerung der Primärpackmittel. Eschborn, Stand 13.11.2013

Cyran W (Begr.), Rotta C (Hrsg.). Apothekenbetriebsordnung – Kommentar. 5. Aufl., Deutscher Apotheker Verlag, Stuttgart 2012

DAC/NRF-Kommission, Bundesvereinigung Deutscher Apothekerverbände (ABDA) (Hrsg.). Deutscher Arzneimittel-Codex® / Neues Rezeptur-Formularium (DAC/NRF). Govi-Verlag Pharmazeutischer Verlag, Eschborn 2016

Deutsches Arzneibuch 2015(DAB 2015).Amtliche Ausgabe. Deutscher Apotheker Verlag, Stuttgart 2015

Europäisches Arzneibuch 8.0–8.7 (Ph. Eur.). Amtliche deutsche Ausgabe. Deutscher Apotheker Verlag, Stuttgart 2016

Europarat. Resolution CM/ResAP(2011)1on quality and safety assurance requirements for medicinal products prepared in pharmacies for the special needs of patients. Straßburg 2011

Feltkamp H, Fuchs P, Sucker H. Pharmazeutische Qualitätskontrolle. Georg Thieme Verlag, Stuttgart 1983

Gebler H, Kindl G. Pharmazie für die Praxis. 6. Aufl., Deutscher Apotheker Verlag, Stuttgart 2013

NN. Mehr Pharmazie soll in die Apotheken. Dtsch Apoth Ztg, 47: 11–12, 2014

Saalfrank V. Elektronische Unterschrift – Papierlose Dokumentation gemäß Apothekenbetriebsordnung. Dtsch Apoth Ztg, 11:74–76, 2013

Schäfer C. Dokumentation. Deutscher Apotheker Verlag, Stuttgart 2015

Ziegler AS. Arbeitshilfen Defektur, Deutscher Apotheker Verlag, Stuttgart 2014

Ziegler AS. Defektur. Deutscher Apotheker Verlag, Stuttgart 2014

Ziegler AS. Kosmetika in der Rezeptur? Dtsch Apothr Ztg, 43: 24–26, 2013

Ziegler AS. Plausibilitäts-Check Rezeptur 4. Aufl., Deutscher Apotheker Verlag, Stuttgart 2017

Bildnachweis

Folie 2: Nach ©zakiroff/fotolia.com
Folie 3: Nach ©kaedeezign/fotolia.com
Folie 4: PKH GmbH (apomix®), Halle
Folie 5: ©Africa Studio/fotolia.com
Folie 6: Deutscher Apotheker Verlag, Stuttgart
Folie 7: ©monropic/fotolia.com
Folie 8: ©WavebreakMediaMicro/fotolia.com
Folie 10: Wepa Apothekenbedarf, Hillscheid
Folie 12: Wepa Apothekenbedarf, Hillscheid
Folie 14: Nach ©Xaver Klaussner/fotolia.com
Folie 16: Nach ©Adrian Niederhäuser/fotolia.com
Folie 17: Deutscher Apotheker Verlag, Stuttgart
Folie 18: Deutscher Apotheker Verlag, Stuttgart
Folie 19: Deutscher Apotheker Verlag, Stuttgart
Folie 21: Deutscher Apotheker Verlag, Stuttgart
Folie 22: ©Sinisa Botas/fotolia.com
Folie 25: Aus Ziegler, Defektur 2014
Folie 28: Nach Schäfer, Dokumentation 2015
Folie 30: Wepa Apothekenbedarf, Hillscheid | Andreas Ziegler, Großhabersdorf
Folie 31: ©grafikplusfoto/fotolia.com
Folie 32: Aus Gebler/Kindl 2013 | Andreas Ziegler, Großhabersdorf
Folie 33: ©Henry Schmitt/fotolia.com
Folie 34: Aus Schäfer 2015
Folie 35: Wepa Apothekenbedarf, Hillscheid
Folie 36: ©Hoda Bogdan/fotolia.com

Der Autor

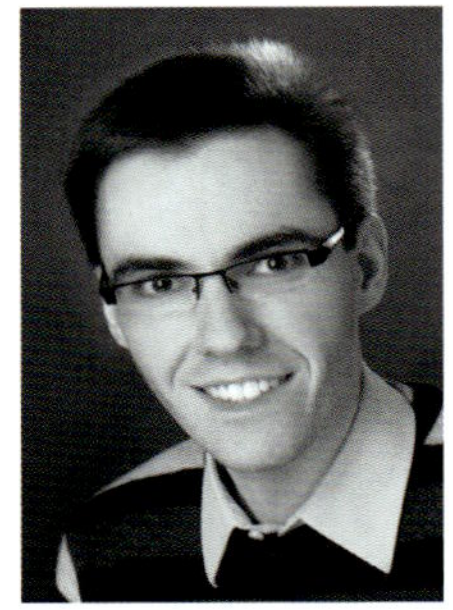

Andreas S. Ziegler

Studium der Pharmazie an der Friedrich-Alexander-Universität Erlangen-Nürnberg mit anschließender Promotion am dortigen Lehrstuhl für Pharmazeutische Technologie und Biopharmazie. Seit 2005 Referent und Wissenschaftsjournalist mit den Schwerpunkten Life Science und Wissenschaftskommunikation. Seit 2007 Fachapotheker für Pharmazeutische Technologie und Lehrauftrag für das Fach Pharmazeutische Technologie an der Friedrich-Alexander-Universität Erlangen-Nürnberg. Beim Deutschen Apotheker Verlag erschienene Werke sind u.a. „Defektur" und „Arbeitshilfen Defektur" (2014), „Plausibilitäts-Check Rezeptur" (2017) sowie „Pflichtschulung Herstellung" (2016).